临床骨科疾病诊治方略

魏昌海 等 主编

汕头大学出版社

图书在版编目（CIP）数据

临床骨科疾病诊治方略 / 魏昌海等主编．-- 汕头：
汕头大学出版社，2022.3
　　ISBN 978-7-5658-4649-6

　　Ⅰ．①临… Ⅱ．①魏… Ⅲ．①骨疾病－诊疗 Ⅳ．
①R68

中国版本图书馆 CIP 数据核字（2022）第 050588 号

临床骨科疾病诊治方略
LINCHUANG GUKE JIBING ZHENZHI FANGLUE

主　　编：魏昌海　等
责任编辑：闵国妹
责任技编：黄东生
封面设计：孙瑶都
出版发行：汕头大学出版社
　　　　　广东省汕头市大学路 243 号汕头大学校园内　邮政编码：515063
电　　话：0754-82904613
印　　刷：廊坊市海涛印刷有限公司
开　　本：710mm×1000mm　1/16
印　　张：6.75
字　　数：110 千字
版　　次：2022 年 3 月第 1 版
印　　次：2023 年 3 月第 1 次印刷
定　　价：118.00 元
ISBN 978-7-5658-4649-6

前　言

　　骨关节疾病是危害人类健康的常见疾病之一。近年来，关于骨关节疾病的研究在众多医师的努力下，取得了很大的进步，对骨科疾病的治疗起到了很大的促进作用。为了满足当前临床骨关节医疗、教学等一线人员的需要，适应当前临床骨科学发展的形势，我们在广泛参考了国内外既新又权威的文献资料基础上，结合自己的经验和业务专长编写了本书，以供从事临床骨科的工作者学习、参考。

　　本书主要详细阐述了骨科常见病和多发病的病因、临床表现、诊断与鉴别诊断和系统治疗，还介绍了近年来一些新观念、新理论、新技术、新经验在临床上的应用，具体包括创伤、手足外伤、骨关节损伤。本书内容丰富，文字简练，实用性强，希望对广大临床工作者有一定的参考价值。

　　由于骨科领域的基础理论及实际问题涉及范围非常广泛，又非常细致，内容日新月异，加上我们的知识水平有限，书中存在不足之处在所难免，希望广大读者予以批评指正。

目　录

第一章 创 伤

第一节 石膏固定

一、定义

石膏固定是用于保护受伤部位,通过固定限制肢体活动,以达到愈合目的的一种方法(图1-1)。

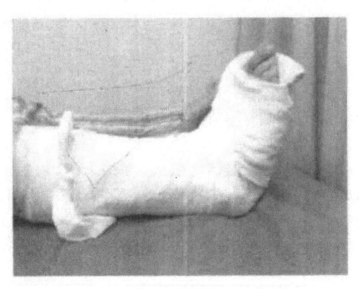

图1-1 石膏固定

二、目的

石膏固定主要用于限制肢体活动，以利于骨痂形成，防止已经对位对线好的骨折断端再次错位。

三、方法

将拟行石膏固定的患肢用肥皂及清水清洁并擦干；若有伤口，则应提前更换敷料；在骨凸出部位铺衬软垫；患肢应由专人扶持保护。

打开石膏绷带卷；戴上手套，防止树脂贴在皮肤上而引起过敏；将绷带在水中浸 2～5 秒，挤 2～4 次，以加速凝固。

确保患肢位置正确；右手握住石膏绷带卷，左手将石膏绷带卷的开端部位敷贴在患肢上，两手交换，右手将石膏绷带卷围绕患肢从近端向远端迅速包扎。在缠绕绷带时，每一圈绷带盖住上一圈绷带的下 1/3，在踝、肘、膝关节以"8"字形缠绕，使绷带保持平整，与肢体外形伏贴。在缠绕最后一层时，将弹力护套顶端反折，确保树脂石膏没有夹角和硬的边缘，避免损伤皮肤。

四、健康教育和指导

石膏固定患者的病程往往较长，因此需要协助患者定时翻身，以保证其局部血液循环正常。

注意观察石膏边缘及骨隆突处有无淤血、红润、水疱等。倾听患者主诉，如遇患者诉疼痛，观察伤肢情况及固定部位的松紧度，检查远端肢体的皮肤、温度、色泽、毛细血管充盈度、动脉搏动情况及活动情况。还可以通过闻气味了解病情，如闻到石膏内有腐臭气味，说明压疮可能已形成溃疡并发生坏死或石膏内有外伤感染，应立即通知医师处理。

在搬动患肢时，切忌对关节施加曲折成角的力量。在协助患者翻身或改变体位时，注意保护，避免石膏断裂。

饮食方面，除食用高热量、高蛋白质、高维生素饮食，以增加钙质、促进骨痂愈合之外，还要多食粗纤维食物，多饮水。养成定时排便的习惯，防止便秘。

避免石膏凹陷，压迫肢体，造成血液循环障碍，并发骨筋膜隔室综合征或压迫性溃疡。对于长期固定的受伤肢体，需加强肢体功能锻炼。

第二节　牵　引

一、定义

牵引（traction）是骨科常用的治疗方法，是利用牵引力和反牵引力作用于骨折部位，以使骨折复位或维持复位固定的治疗方法。

二、分类

牵引方法包括皮肤牵引、骨牵引和兜带牵引。

皮肤牵引是利用包捆于患者皮肤上的牵引带与皮肤的摩擦力，通过滑轮装置及肌肉在骨骼上的附着点，将牵引力传递到骨骼。

骨牵引是将不锈钢针穿入骨骼的坚硬部位，通过牵引钢针直接牵引骨骼。

兜带牵引是利用布带或海绵兜带兜住身体凸出部位，以施加牵引力。

三、方法

皮肤牵引无创，简单易行，多用于四肢牵引。以小腿为例：患者需准备3条日常使用的棉质毛巾，大小能裹住小腿1圈即可。用2条毛巾裹住准备打皮牵引的小腿，将另外1条毛巾折叠后垫高脚跟。向患者解释牵引的目的，取得患者的配合。在毛巾表面套上海绵带套件，松紧以患者感觉舒适为宜。在床尾安装牵引架，挂上牵引绳、铁钩和秤砣，保证持续牵引作用。

骨牵引的牵引力量大，持续时间长，常应用于颈椎骨折、脱位，肢体开放性骨折及肌肉丰富处的骨折。方法：选定骨牵引针进针部位；消毒，局部浸润麻醉，皮肤处做小切口；选择合适的克氏针，于进针点穿过皮肤；用手摇钻钻入骨皮质层，牵引针穿过骨皮质层而穿出对侧皮肤。

兜带牵引包括枕颌带牵引和骨盆悬吊牵引。枕颌带牵引常用于颈椎骨折、脱位，颈椎间盘突出症及颈椎病等；骨盆悬吊牵引常用于骨盆骨折的复位与固定。

四、注意事项

1. 牵引重量

皮肤牵引重量一般不超过 5 kg。骨牵引重量应根据患者的体重和损伤情况而定，维持量一般为体重的 1/7 或者 1/8，年老体弱者、肌肉损伤过多者或有病理性骨折者的维持量可为体重的 1/9。因此，术后两周内，每天要测量伤肢的长度并检查血液循环情况，根据检查结果及时调整牵引重量。枕颌带牵引重量一般为 2.5～3.0 kg，在坐位牵引时，牵引重量自 6 kg 开始，可逐渐增加至 15 kg，每日 1～2 次，每次 30 分钟，牵引时避免压迫两耳及头面两侧。

2. 牵引时间

皮肤牵引的牵引时间一般为 2～3 周，骨牵引的牵引时间一般不超过 8 周，骨盆悬带牵引的牵引时间则 4～6 周即可。

3. 牵引体位

牵引时，肢体的位置是否正确与肢体功能能否恢复有很大的关系。在骨牵引时，应保持患者身体长轴处于床纵轴上，患肢外展 20°～30°，呈外展内旋位。而在牵引中最容易发生的错误往往是，上半身偏离床的中线而移位到患侧对边的床边上，导致形似外展，实为患侧肢体与上半身处于一条水平线上，没有达到外展的目的。牵引重锤必须悬空，牵引绳要与患肢长轴平行，防止断裂或滑脱。骨盆悬吊牵引以臀部抬离床面一指的高度为宜。

五、健康教育和指导

观察患肢末端的皮温、颜色、感觉和活动是否正常，足背动脉搏动情况，足肿胀情况，有无足下垂等腓总神经受压症状。如有异常，应及时告知医护人员。

保持床单清洁平整。牵引时，注意骨凸处皮肤情况，定时翻身，并观察受压部位皮肤情况，避免产生压疮。对老年患者，要做好肺叩拍，鼓励其咳嗽、咳痰、深呼吸，预防肺部并发症。对骨骼隆突部位，必要时垫海绵垫或软枕。变换体位及取放便盆时，动作应轻巧，防止擦伤皮肤。

为保持牵引效能，需要经常检查有无阻碍牵引的情况。被褥、衣物不可压在牵引绳上。牵引绳不可脱离滑轮，并要与患肢在一条轴线上。在牵引过程中，避免身体过分地向床头、床尾滑动，造成头或脚抵住床头或床尾栏杆，失去了身体的反牵引作用，对此应及时纠正。牵引的重量是根据病情决定的，不可随意加减。牵引锤应保持悬空，避免牵引锤坠地或旁靠在床栏上，不可随意放松牵引绳，以免影响骨折的愈合。

预防针孔感染。要加强对骨牵引针孔处的检查，观察是否有渗血，并及时更换敷料。对于骨牵引针孔处，护理人员每日用酒精消毒 2 次，如有结痂、血块等，应嘱患者不能用手去挖，以防感染。在钢针两端通过悬挂物使其保持平衡。若牵引针发生偏移，则应立即检查原因，不可随意将牵引针推回去，要向医师汇报并在严格消毒处理后才可送回，避免骨髓炎的发生。

饮食指导。多吃高蛋白质、高维生素、高钙、富含粗纤维和果胶的食物，如鱼虾类、排骨汤、蛋、奶制品、新鲜蔬菜、水果等。饮食宜清淡、易消化、品种多样、色香味俱全，忌辛辣刺激。患者应保持心情舒畅，以增进食欲。鼓励患者多饮水，每日饮水量在 2～3 L，保持每日尿量在 2.5 L 以上，以达到生理性冲洗的目的，预防泌尿系统感染。每日顺时针按摩腹部（右下腹部—右上腹部—左上腹部—左下腹部）3～4 次，每次约 50 下，以促进肠蠕动，预防便秘。在使用便盆时，应从健侧放入，动作要轻，避免推拉。

　　在牵引过程中，应坚持进行功能锻炼，如股四头肌、小腿三头肌静态收缩练习（图 1-2）及足跖屈背伸运动（图 1-3）。股四头肌、小腿三头肌静态收缩练习具体方法：绷紧腿部肌肉 10 秒后放松，再绷紧，放松，以此循环，每天 3～5 次。定时协助患者起坐，利用牵引架上的拉手抬起身。

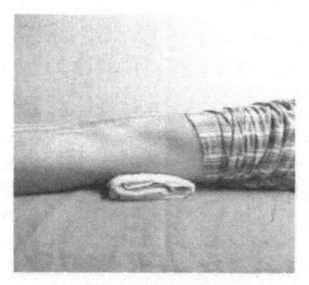

图 1-2　股四头肌、小腿三头肌静态收缩练习

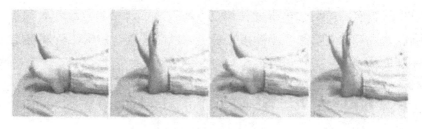

图 1-3　足跖屈背伸运动

第三节　锁骨骨折

一、定义

　　锁骨位于皮下，位置较为表浅，较易因外力作用而发生骨折，各种原因导致的锁骨各个部位的骨折统称为锁骨骨折（图1-4）。据统计，锁骨骨折约占全身骨折的6%。

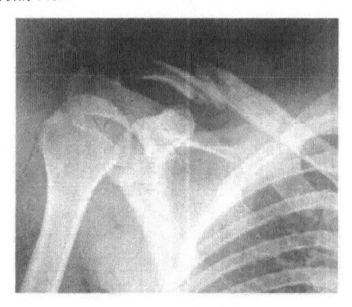

图1-4　锁骨骨折的X线片

二、病因

　　直接暴力因素：直接打击、撞击锁骨，或摔倒时肩部直接着地。
　　间接（传导）暴力因素：摔倒时手掌着地，外力通过前臂、上臂传导至肩，再传至锁骨，使锁骨遭受间接外力和剪切应力。

三、临床表现

锁骨骨折患者局部有肿胀、压痛，患肩活动受限，有时可扪及骨擦感或有骨擦音。严重的骨折移位可导致软组织撕裂，出现皮下瘀斑，患侧上肢不能自主用力上举和后伸。

锁骨骨折减轻疼痛的方法（图 1-5）：患肩下垂并向前、内倾斜，用健手托住患侧肘部，以减轻因上肢重量牵拉而引起的疼痛；头部向患侧倾斜，下颌偏向健侧，使胸锁乳突肌松弛而减轻疼痛。

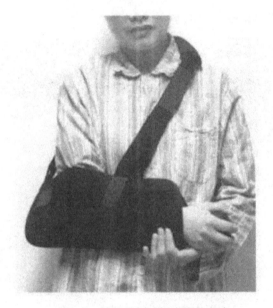

图 1-5 锁骨骨折减轻疼痛的方法

四、术前指导

1. 患肢体位

治疗的重要措施之一是耐心地向患者及其家属讲解如何保持正确体位，取得患者的配合。患肢的正确体位：患者在休息时，尽量取低半卧位或平卧位，避免侧卧位；在站立时，用前臂吊带将患肢悬挂于胸前。

2．病情观察

锁骨骨折患者入院治疗后，护理人员应及时观察患肢末端的血运、温度及感觉等情况。骨折发生突然或担心后遗症等，患者受伤后容易产生悲观情绪，因此护理人员应详细评估患者的心理状况和相关因素，及时与患者沟通，了解患者的心理情况，针对不同患者的心理特点制订相应的护理计划。通过沟通，护理人员应积极地向患者介绍疾病的相关知识，介绍同种病例手术成功的患者与其进行沟通交流，逐渐消除患者的不良情绪，鼓励患者；同时，也应叮嘱患者的家属关心患者，使患者积极配合治疗。

3．饮食指导

骨折患者的饮食应以易消化、高蛋白质、高钙及维生素丰富的食物为主。宜多吃水果和蔬菜，少食刺激性食物，避免发生便秘。

4．术前健康教育

护理人员应全面了解患者的各项检查结果，做好相应的术前准备工作。积极完善术前相关检查，做好血常规、尿常规及心电图等检查。在手术之前，护理人员应告知患者手术的时间、目的、方式、术前当晚和手术当日注意事项、术前禁食的意义、禁食的时间，以及手术的大概过程。用通俗易懂的语言逐条讲解，减轻患者术前紧张和焦虑的情绪，使其积极配合治疗。

五、术后指导

1．体位护理

患者卧位时去枕，在肩胛区及患侧胸背侧方垫枕（图1-6），防止患侧上肢下垂，保持上臂及肘部与胸部处于平行位。

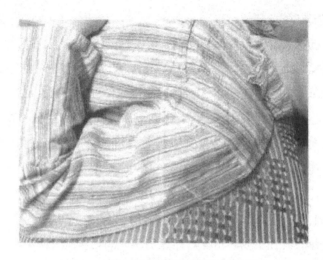

图 1-6   在肩胛区及患侧胸背侧方垫枕

当患者处于半卧位或站立位时，应用前臂吊带将患肢悬挂于胸前，并且患肢位置不能低于心脏。根据患者不同的体位将患肢固定在良好的位置，可以有效地减轻患者的疼痛，帮助患肢恢复。

2. 生命体征的观察

患者手术结束返回病房后，护理人员应严密监测患者的生命体征变化，遵医嘱予以心电监护，并做好相应的记录。

3. 患肢的观察

手术后，护理人员要观察伤口敷料外观有无渗血，敷料包扎的松紧度是否合适，敷料有无脱落，以及伤口渗血、渗液、肿胀情况，保证伤口敷料清洁、干燥和创面无特殊气味，观察上肢皮肤颜色有无发白或青紫，皮温是否降低，感觉是否麻木。如有情况，立即报告医师。

六、功能锻炼

术后当天，在麻醉消失后，指导患者进行握拳（图 1-7）、捏小球（图 1-8）、伸指、分指运动，每组 30 次，每日 3 组。

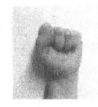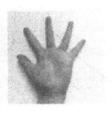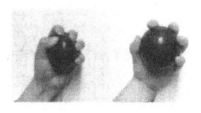

图 1-7 握拳   图 1-8 捏小球

术后第 1 天，指导患者下地进行轻微的活动，进行手腕及前臂训练，如腕关节的屈伸（图 1-9），桡侧及尺侧偏（图 1-10）、旋转活动，以及肘关节的屈伸运动，每组 30 次，每日 3 组。

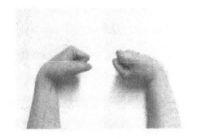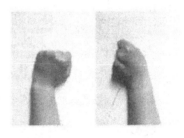

图 1-9 腕关节的屈伸   图 1-10 腕关节的桡侧及尺侧偏

术后第 2 天，指导患者继续进行患肢握拳活动及肘关节屈伸运动，进行肩关节外展、外旋和后伸运动（图 1-11），每组 30 次，每日 3 组。

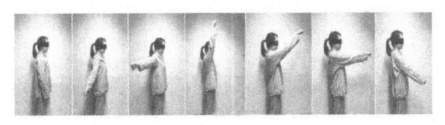

图 1-11 肩关节外展、外旋和后伸运动

术后第 1 周，如患者伤口愈合良好，则可指导患者进行肩关节活动，每组 30 次，每日 3 组。

术后第 2 周，指导患者进行主动肘关节及肩关节运动，每组 30 次，每日 3 组。

七、出院指导

保持患侧肩部及上肢的有效固定位。

坚持进行肩关节及肘关节循序渐进的功能锻炼，但活动幅度不宜过大，避免肩关节周围软组织再损伤。

避免用患肢提重物，定期复查，骨折愈合后可负重锻炼。

如患肢出现麻木、颜色改变、温度低，或切口处红肿、疼痛等情况，则需及时复查。

定期门诊复查骨折愈合情况，即于术后第 1 个月、第 2 个月、第 6 个月行 X 线片复查，以了解骨折愈合情况。

第四节　肱骨干骨折

一、定义

肱骨干骨折是指肱骨外科颈远端 1 cm 以下至肱骨内外髁上 2～3 cm 处的骨折。

二、病因

直接暴力因素：肱骨干上、中 1/3 骨折，多为横断或粉碎骨折。

间接暴力因素：肱骨干下、中 1/3 骨折，多为横行、斜行、螺旋形骨折。

三、临床表现

肱骨干骨折临床表现为伤后局部明显肿胀、疼痛、环状压痛及纵轴叩击痛，上臂活动功能受限。大多数有移位骨折，上臂有缩短或成角畸形，并有异常活动和骨擦音。

注意检查腕和手指的功能，肱骨干中、下 1/3 骨折易合并桡神经损伤，可出现腕下垂现象，掌指关节及拇指功能障碍，以及手背第1、第2掌骨间皮肤（虎口区）感觉障碍，等等。

四、术前指导

1. 体位指导

治疗的重要措施之一是耐心地向患者及家属讲解如何保持正确的体位及其重要性，取得患者的配合。患肢的正确体位：功能位石膏托固定后，患者于仰卧位时将患肢抬高，高于心脏水平，以利于静脉、淋巴回流，减轻肿胀；患者于站立位时，用前臂吊带将患肢悬挂于胸前，尽量避免搬动患肢，勿单手抬、拉，避免疼痛、骨折移位。

2. 病情观察

（1）对夹板或石膏固定者，观察伤口及患肢的血运情况，如出现患肢青紫、肿胀、剧痛等，应立即报告医师处理。

（2）对伴有桡神经损伤者，应观察其感觉和运动功能恢复情况。

（3）如骨折远端皮肤苍白、皮温低，且摸不到动脉搏动，则在排除夹板、石膏固定过紧的因素后，应考虑肱动脉损伤和前臂骨筋膜隔室综合征的可能；如前臂肿胀严重，皮肤发绀、湿冷，则也可能有肱静脉损伤。

3. 皮肤护理

桡神经损伤会引起支配区域皮肤营养改变，使皮肤萎缩干燥、弹性下降、容易受伤，而且损伤后伤口易形成溃疡。预防措施：①每日温水擦洗患肢，保持清洁，促进血液循环；②定时变换体位，避免皮肤受压引起压疮；③禁用热水袋，防止烫伤。

4. 心理指导

患者应积极地配合治疗，从事一些力所能及的工作，不强化患者角色。

5. 饮食指导

患者的饮食宜以高蛋白质、高维生素、易消化及富含钙和铁的食物为主，如肉类、鱼类、牛奶、新鲜蔬菜及水果等，以增进营养，促进骨折愈合。

6. 术前健康教育

护理人员应积极完善术前相关检查，做好相应的血常规、尿常规、心电图等检查，全面了解患者的各项检查结果。在手术之前，护理人员应告知患者手术的时间、目的、方式、术前当晚和手术当日注意事项、术前禁食的意义、禁食的时间及手术的大概过程并做好相应的术前准备工作。用通俗易懂的语言逐条讲解，消除患者术前紧张和焦虑的情绪，使其主动配合。

五、术后指导

1. 体位指导

指导患者术后以半卧位为宜；平卧位时，患肢下垫一软枕，使之与躯体平行，促进血液回流，减轻肿胀；站立位时，患肢用前臂吊带制动。

2. 病情观察

注意观察切口有无红、肿、热、痛、渗血及渗液，如有则及时更换敷料，记录切口引流液的性质、量、颜色等。观察肩关节肿胀情况，若发现患肢远端皮肤出现青紫、肿胀、剧痛，则应及时报告医师做相应的处理。如术后发现有垂腕、指掌关节不能屈伸、拇指不能外展或手背桡侧皮肤有大小不等的感觉麻木区等现象，则应及时通知医护人员。

3. 疼痛护理

手术切口疼痛在术后 3 日内较为剧烈，如疼痛呈进行性加重或波动性，伴皮肤红、肿、热，伤口有脓液渗出或有臭味，则应及时通知医护人员。

4. 饮食指导

术后 6 小时可进流食或半流食，如稀饭、鱼汤等，逐渐过渡到普食。饮食以高蛋白质、高热量、高维生素及富含钙和铁的食物为宜，以补充足够的营养，促进骨折愈合及机体恢复。多食富含纤维素的食物，多饮水，以促进排便，防止便秘。

5. 并发症观察

严密观察患肢的桡动脉搏动、末梢血液循环，以及患肢的感觉和运动功能的恢复情况。如患肢未能及时恢复正常功能，出现感觉迟钝或消失，有垂腕、垂指、伸肌功能障碍，则应考虑桡神经损伤的可能；如患肢出现末梢发凉、发绀，则提示患肢血液循环障碍，应该及时报告医师。

六、功能锻炼

1. 指、掌、腕关节活动

患肢固定后即可做屈伸指、掌、腕关节动作。患者可做主动肌肉收缩活动，如握拳（图1-7）、腕关节的屈伸（图1-12）及桡尺偏（图1-13）等。练习强度和频率以不感到疼痛和疲劳为宜。

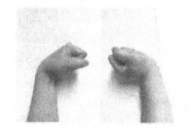 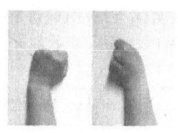

图1-12　腕关节屈伸　　　　图13　腕关节桡尺偏

2. 肩、肘关节的活动

患肢固定后第1天即可做肩、肘关节活动。

（1）肩、肘关节前屈、后伸：用健手托住患肢腕部，做肩、肘关节前屈、后伸活动。

（2）肩关节旋转：身体向患侧倾斜，肘关节屈曲90°以上，用健手握住患侧手腕部，做肩关节旋转动作（图1-14）。

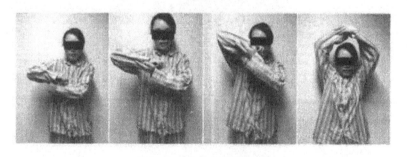

图1-14　肩关节旋转动作

（3）肩关节外展、外旋运动：上臂外展、外旋，练习的幅度和频率以不感到疼痛和疲劳为宜。

七、出院指导

出院后要坚持功能锻炼，活动幅度和力量要循序渐进，以利于关节功能恢复。患肢避免提重物，定期复查，骨折愈合后可进行负重锻炼。

如出现患肢麻木、手指皮肤颜色改变、皮温低，或切口处红肿、疼痛等情况，需及时复查。

定期门诊复查骨折愈合情况，即于术后第 1 个月、第 2 个月、第 6 个月行 X 线片复查，以了解骨折愈合情况。

第五节　尺桡骨骨折

一、定义

尺桡骨骨折是一种可出现重叠、成角旋转或侧方移位畸形的骨损伤，是常见的临床病症。其易发人群为儿童和青少年，主要表现为患者的尺骨干和桡骨干同时发生骨折（图 1-15）。

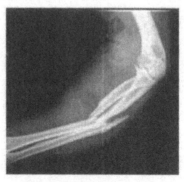

图 1-15　尺桡骨骨折 X 线片

二、病因

尺桡骨骨折的病因可分为直接暴力、间接暴力和扭转暴力3种。

直接暴力致伤，如打击、重物砸伤或压轧伤，两骨多在同一平面发生骨折，可呈横断、粉碎或多节骨折，可合并严重的软组织损伤。

间接暴力致伤，如跌倒时手掌着地，作用力由腕沿桡骨上传，在桡骨中或上1/3处发生横骨折或短斜骨折，残余暴力通过骨间膜斜行向远侧传导至尺骨，造成较低位的尺骨骨折。

扭转暴力致伤指在遭受传导暴力作用时，前臂又受到一种扭转外力，如前臂极度旋前或旋后扭转，造成两骨螺旋形骨折，其骨折线的方向一致，但平面不同，尺骨骨折线在上，桡骨骨折线在下。

三、临床表现

尺桡骨骨折患者前臂疼痛、肿胀、活动障碍，尤其是不能进行旋转活动。骨折部位压痛、明显畸形，有骨擦音和反常活动；严重者可出现疼痛进行性加剧、肢体肿胀，手指呈屈曲状态，皮肤苍白或发凉，毛细血管充盈时间延长等骨筋膜隔室综合征的早期临床表现。

四、术前指导

1. 患肢体位

患肢石膏托外固定，维持在肘关节屈曲90°、前臂中立位，适当抬高患肢，以促进静脉血液回流，减轻肿胀。

2. 病情观察

除观察并记录生命体征外，还要观察患者的左右手活动是否正常，以及指端血运、感觉情况。术前采取患肢石膏托外固定制动，此时要注意观察末梢血液循环情况，注意手部皮肤温度、颜色、感觉及手指活动情况，避免石膏过紧、过松，观察皮肤受压部位，观察石膏是否有扭曲、变形及断裂现象。

3. 饮食指导

指导患者戒烟、戒酒，少饮浓茶和咖啡，常饮牛奶、豆浆，每日牛奶量宜在 500 mL 以上；注意食物营养搭配，宜食用补益肝肾的食品；保证摄入充足的粗纤维和水分，每日饮水量在 2 L 以上；适当补充维生素和微量元素；合并糖尿病患者要低糖饮食；合并高血压或高血脂患者要低盐、低脂饮食。

4. 术前宣教

在手术之前，护理人员要告知患者手术的时间、目的、方式、术前当晚和手术当日注意事项、术前禁食的意义、禁食的时间，以及手术的大概过程。用通俗易懂的语言逐条讲解，消除患者术前紧张和焦虑的情绪，使其主动配合。

五、术后指导

1. 体位指导

术后根据麻醉情况平卧 4～6 小时，卧位时，患肢下垫一软枕，以促进血液回流，减轻肿胀；站立时，用前臂吊带将患肢悬挂于胸前（图 1-16）。

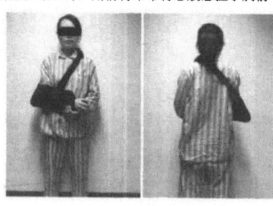

图 1-16　前臂吊带

2. 病情观察

严密观察生命体征及病情变化，监测血压、脉搏、呼吸、血氧饱和度至平稳，观察术后伤口渗血及引流量情况。

3．患肢活动

术后麻醉消退后，可活动手指及腕部，观察伤肢或手部疼痛、肿胀、活动情况，观察手部皮肤是否出现青紫或苍白，手指是否麻木、有无脉搏及能否伸或分拇指等情况。让患者接触不同温度、硬度和湿度的物质，刺激患者的感觉，并进行对指、对掌功能训练等，可用握橡皮圈等方法提高手指抓握能力。

4．饮食指导

术后根据麻醉情况禁食4～6小时，术后早期尽量食用清淡的食物，如面条、米粥等。在患者病情稳定的情况下，结合患者的病情制定有针对性的饮食方案。饮食通常以高蛋白质食物为主，如鸡蛋、瘦肉、牛奶等。叮嘱患者避免食用油腻、生冷、煎炸及辛辣等刺激性较强的食物。

六、功能锻炼

功能锻炼的目的是改善局部血液循环，为骨组织提供更多营养，促进骨质的形成和生长，保持并恢复肌肉关节的灵活性，同时预防并发症。因此，骨折复位后，必须尽早进行功能锻炼，并遵循循序渐进的原则。

复位固定后第2周内，可进行前臂和上臂肌肉收缩活动。

第1日：用力握拳、松拳（图1-7），充分屈伸拇指，对指、对掌（图1-17）。

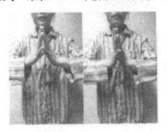

图1-17　屈伸拇指，对指、对掌

第4日：当左臂为患肢，右臂为健肢时，用健肢协助患肢做肩前屈、肩外展（图1-18）及肩后伸动作（图1-19）；当右臂为患肢时，左臂协助，方法相同。

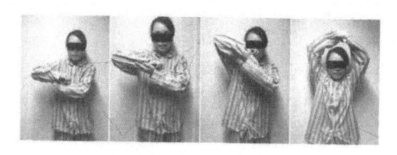

图 1-18　肩外展动作

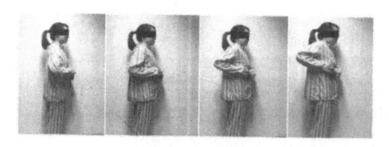

图 1-19　肩后伸动作

第 7 日：做手指的抗阻练习，可以捏橡皮泥、拉橡皮筋或弹簧等。

第 15 日：做肩前屈、后伸、外展、内收运动（图 1-20）。

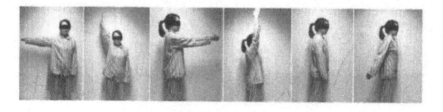

图 1-20　肩前屈、后伸、外展、内收运动

3 周内，禁止做前臂旋转运动，以免干扰骨折的固定，影响骨折的愈合。

五、出院指导

要使患者充分认识康复的重要性，了解康复锻炼是一个艰苦的过程，必须树立信心、持之以恒，才会有效果。

行长臂石膏托固定的患者，注意卧床时患肢垫枕与躯干平行，头肩部抬高；离床活动时，用前臂吊带将患肢悬挂于胸前。

出院后应继续进行功能锻炼，但必须遵循"早活动、晚负重"的原则。负重训练要等骨折完全愈合才可以进行，并根据复查结果及骨折愈合情况，由不负重向逐步负重过渡，直至康复。

复诊的指征及时间：有石膏固定的患者，如患肢出现"5P"征，即无脉、疼痛、苍白、感觉异常、麻痹，则应立即就诊。在骨折后 1 个月、3 个月、6 个月行 X 线片复查。术后拍片复查应包括上下尺桡关节，了解骨折的愈合情况，以便及时调整固定，防止畸形愈合。

第六节　桡骨远端骨折

一、定义

桡骨远端骨折是临床上较为常见的骨折疾病，通常由外伤暴力引起，常伴有桡腕关节及桡尺远侧关节的损坏，发生于桡骨远端关节面 3 cm 以内的部位（图 1-21）。桡骨远端骨折患者约占急诊骨科患者的 17 %。

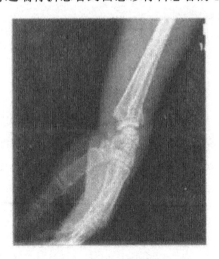

图 1-21　桡骨远端骨折 X 线片

二、病因

1. 伸直型骨折

伸直型骨折（Colles 骨折）最常见，多为间接暴力致伤。跌倒时，腕关节处于背伸及前臂旋前位，手掌着地，暴力集中于桡骨远端松质骨处而引起骨折，骨折远端向背侧及桡侧移位。儿童可出现骨骺分离；老年人骨质疏松，轻微外力即可造成骨折且常为粉碎骨折，骨折端因嵌压而短缩。粉碎骨折可累及关节面或合并尺骨茎突撕脱骨折及下尺桡关节脱位。

2. 屈曲型骨折

屈曲型骨折（Smith 骨折）较少见，骨折发生原因与伸直型骨折相反，故又称"反 Colles 骨折"。跌倒时，手背着地，腕关节急骤掌屈的传导应力导致骨折远端向掌侧移位合并下尺桡关节脱位，如骑摩托车时手腕在掌屈位时的突然撞车。

3. 巴尔通骨折

巴尔通骨折（Barton 骨折）是指桡骨远端关节面纵斜型骨折，伴有腕关节脱位。跌倒时，手掌或手背着地，暴力向上传递，通过近排腕骨的撞击引起桡骨关节面骨折，在桡骨下端掌侧或背侧形成一带关节面软骨的骨折块，骨块常向近侧移位，并伴有腕关节脱位或半脱位。

三、临床表现

桡骨远端骨折患者伤后出现腕部疼痛、肿胀、活动受限，尤其是掌屈活动受限。桡骨远端有压痛，可触及向桡侧和背侧移位的骨折端，粉碎性骨折可触及骨擦音。骨折移位严重时，Colles 骨折与 Barton 骨折可出现"餐叉状"或"枪刺样"畸形，即腕部背侧隆起，掌侧突出；Smith 骨折远端向掌侧移位，腕呈屈曲状。

四、术前指导

1．体位指导

抬高伤肢，置于屈肘 90°位，伤肢石膏外固定，中立位放置；用前臂吊带将患肢托起（图 1-25），以减轻肢体肿胀、疼痛；给予患肢保暖，观察患肢手指的末梢血运情况。

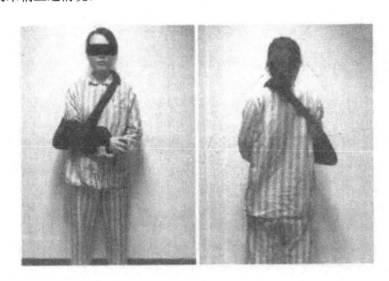

图 1-22　前臂吊带

2．患肢肿胀护理

对入院患者均给予患肢石膏托外固定，并抬高患肢至心脏水平，骨折 72 小时内给予患肢冰敷，并静脉滴注 250 mL20 %甘露醇，予以脱水消肿治疗，待肿胀明显消退后再行手术治疗。个别患者在此期间会出现张力性水疱，应及时向医师汇报。可在无菌状态下，用 5 mL 注射器抽吸水疱，再用 0.5 %碘伏涂敷，范围以水疱大小为界。

3．心理护理

在患者入院时，要予以热情接待，做好入院宣教及告知，让其尽快熟悉病房环境。多巡视病房，多关心患者，与其聊天，多鼓励患者。做好家属沟通工作，取得其配合。

4. 术前健康教育

护理人员应积极完善术前相关检查，做好相应的血常规、尿常规、心电图等检查，全面了解患者的各项检查结果。在手术之前，护理人员应告知患者手术的时间、目的、方式、术前当晚和手术当日的注意事项、术前禁食的意义、禁食的时间，以及手术的大概过程，并做好相应的术前准备工作。用通俗易懂的语言逐条讲解，减轻患者术前紧张和焦虑的情绪，使其主动配合。

五、术后指导

1. 卧位护理

术后根据麻醉情况平卧 4～6 小时，于患侧胸壁垫一软枕抬高患肢，使肢端高于心脏 10～20 cm。离床活动时，将患肢用前臂吊带悬挂于胸前，肘关节呈 90°角，勿下垂或随步行甩动，以免造成骨折复位的再移位。

2. 病情观察

术后严密监测患者的体温、脉搏、呼吸、血压等生命体征的变化。观察伤口渗出情况，及时更换敷料。对于有石膏托固定的患者，检查石膏托的松紧度：石膏托不宜过紧，过紧可能导致血液循环障碍，引起组织的缺血性挛缩；也不宜过松，过松起不到固定作用，骨折复位可能再次移位。观察局部受压情况，防止石膏固定时可能出现的局部皮肤受压迫，引起坏死。

3. 患肢活动

嘱患者做患肢手指被动、主动活动，以促进血液回流。密切观察并监测患肢的末梢血运、温度、颜色等情况，注意手指有无麻木、感觉异常，若有异常应及时告知医师并妥善处理。

六、功能锻炼

术后第 1 天，嘱患者在无剧痛的前提下做患肢掌指、指间关节的主动运动，如握拳、松拳（图 1-7），每天 3～4 次，每次 10～20 分钟。

术后第 2 天，嘱患者主动活动患肢肩、肘、指关节，逐步增加动作的幅度、力度，如肩外展（图 1-18）、肩旋转（图 1-23）和肘关节的屈伸动作，但要避免腕关节被动锻炼，以防引起骨折移位。

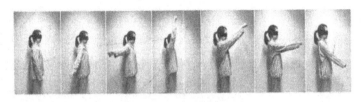

图 1-23 肩旋转动作

术后第 2 周，去除石膏托（如有），指导患者做患肢腕关节的屈伸（图 1-12）、桡尺偏（图 1-13）及旋转活动，并逐渐增加幅度和力度。

术后第 4 周，根据 X 线片复查情况，可逐渐加大锻炼的幅度，做屈指、对掌的抗阻练习。

七、出院指导

保持正确的体位，维持有效的固定。

严格按锻炼计划进行功能锻炼。锻炼原则：由轻到重，由小到大，循序渐进，逐渐适应。3 周内避免前臂的旋前、旋后动作；3 个月内避免负重，不可做剧烈运动。

复查指征和时间：若固定的肢体皮肤发绀或苍白，肢体肿胀或麻木等，应及时到医院就诊。于骨折后 1 个月、3 个月、6 个月行 X 线片复查，了解骨折移位愈合情况，及时调整固定，防止畸形愈合。

第七节　股骨干骨折

一、定义

股骨干骨折是指股骨粗隆下 2 cm 至股骨髁 5 cm 之间的位置发生的骨折，

是目前临床骨科中较为常见的一种疾病。

二、病因

股骨干骨折致病原因为重物直接打击、车轮碾压、火器性损伤等直接暴力作用于股骨，致使股骨干的横行或粉碎性骨折，同时伴有广泛软组织损伤。

三、临床表现

股骨干骨折患者在伤后有局部压痛、肿胀和皮下淤血及瘀斑，部分患者可出现骨缩短或畸形、旋转、成角、活动异常等，病情严重者还会出现血性休克症状。

四、术前指导

1. 体位指导
抬高患肢，以利于消肿。适当进行踝关节绕环动作以及背伸、跖屈等踝泵运动，锻炼时以不引起疼痛和疲劳为宜。

2. 禁烟
吸烟会导致伤口愈合差、术后伤口发炎等。

3. 饮食指导
饮食以高热量、高蛋白质、低脂肪、低盐、清淡且易消化的食物为主，多食粗纤维类食物，避免出现便秘。

4. 健康宣教
医务人员向患者及其家属说明手术的必要性、预期效果、可能发生的并发症及预防处理措施等。嘱患者调节自身情绪，消除不良心境，树立战胜疾病的信心，以良好的心态积极配合治疗和护理，并且进行术后适应性锻炼，如练习有效咳嗽、咳痰的方法，练习床上大小便等。

五、术后指导

1. 术后体位

根据麻醉方式及手术要求，将患者放置于平卧位，抬高患肢，以利于血液回流，促进肿胀消退；保持患肢功能体位，即外展中立位，将床尾微微抬高，足尖向上，膝盖略弯曲，大腿部向外展 20°左右。

2. 骨牵引

牵引时，抬高患肢 15°～30°，以保持有效反牵引力。确保正确有效牵引重量，不要擅自加减重量。牵引绳与患肢保持平行，足底不能接触床尾，牵引绳上不能放置衣物、被子等，以免影响牵引效果。注意针眼有无红、肿、热、痛、渗液等情况，足跟悬空，不可使托马斯带压迫足跟和跟腱，以防压疮。

3. 病情观察

注意观察患者的神志，伤口渗血情况，患肢末梢血运、温度、颜色及感觉等。若患肢肢端的皮肤温度降低，肤色变紫及活动受限，则应立即向医师汇报，并及时采取措施。经常检查引流管的情况，确保妥善固定引流管，防止其扭曲、阻塞和脱落，注意观察引流液的量及性质。遵医嘱给予患者镇痛泵或止痛药物，保证患者的睡眠，促进其机体快速恢复。

4. 环境护理

保持病房内光线充足、空气流通，保持温度与湿度适宜，保持病房内安静、整洁。

5. 饮食指导

术后中期是骨痂形成时期。因此，在术后中期，指导患者多食用富含钙与维生素的食物，如动物的肝脏、瘦肉、红枣及桂圆等，鼓励患者多食用乳制品、豆制品、新鲜的水果和蔬菜，忌食油腻、辛辣食物。可以适当地使用枸杞、核桃仁、肉桂等中药材煮粥，以达到补益肝肾的效果；采用黄芪、当归炖鸡以达到补益气血的目的。

六、功能锻炼

1. 术后早期功能锻炼

术后第 2 周内，麻醉清醒后即可进行双下肢踝泵运动，背伸、跖屈及股四头肌的等长收缩锻炼（图 1-24），使双下肢膝盖部位主动向床面压下。测试：手心向着床面，手背紧贴患肢膝部，能感觉到进行功能锻炼时肌肉的强度。上述每个动作维持 5~10 分钟，动作联合为 1 组，每一组动作维持 20~30 分钟，循序渐进，每隔 2 小时进行 1 组动作，达到消肿止痛、保持患肢功能位的目的。

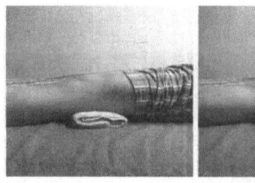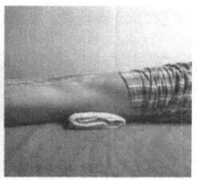

图 1-24　股四头肌等长收缩锻炼

2. 术后中期功能锻炼

术后第 2~3 周，骨折局部肿胀、疼痛已基本消失，此时可进行膝关节活动训练和患肢直腿抬高运动（图 1-25）与足部蹬床训练；术后第 4~7 周，可拄拐下床活动，患肢不负重；术后第 8~11 周，可部分负重行走；术后第 12 周，可自行行走。

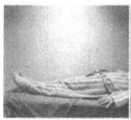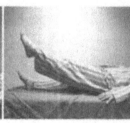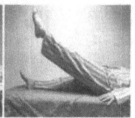

图 1-25　直腿抬高运动

3．术后晚期功能锻炼

术后 6 个月，骨折已至临床愈合期，此时可进行负重训练。训练早期，若足踝部位有青紫、肿胀情况，可暂停训练，卧床休息并抬高患肢，按摩肿胀部位；待足踝部恢复正常后，可继续进行负重训练，至关节活动恢复正常。

七、出院指导

继续进行肢体功能锻炼，提高患肢活动度，活动幅度和力量要循序渐进，最大限度地恢复生活功能。

在饮食和生活方面：戒烟，合理均衡饮食，保持大便通畅，避免高胆固醇饮食、多饮水。

出院时，患肢功能正在恢复过程中，应每月至医院拍片复查 1 次。医师应根据患者骨痂生长情况，指导其进行功能锻炼，并做好随访工作。在骨折愈合前，患肢禁止负重，如有不适，及时至医院复查。

第二章 手足外伤

第一节 开放性手外伤

一、定义

开放性手外伤，通常是由意外导致的创伤（图 2-1）。比如，刺伤、锐器伤、钝器伤、挤压伤和火器伤等导致皮肤破损的手部外伤。除皮肤损伤外，常伴有骨折，肌腱、神经和血管损伤，完全或不完全断指、断掌等。进入工业时代之后，机器的使用在不断地增加，随之而来的手外伤患者越来越多，手外伤手术已经成为外科主要手术。

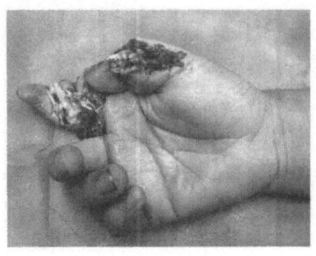

图 2-1 开放性手外伤

二、病因

开放性手外伤是由外伤引起的，致伤因素多种多样，如砸伤、刀伤、玻璃割伤、机器压伤和爆炸伤等都可以引起开放性手外伤。

1. 刺伤

如钉、针、竹尖、木片等刺伤。刺伤的特点是进口小，损伤深，可伤及深部组织，并可将污物带入深部，导致异物存留，以及腱鞘或深部组织感染。

2. 锐器伤

锐器伤，如日常生活中刀、玻璃、罐头等造成的切割伤，劳动中的切纸机、电锯伤等造成的切割伤。锐器伤的伤口一般较整齐，污染较轻，伤口出血较多，伤口的深浅不一，所致的组织损伤程度亦不同；其中，造成重要的深部组织（如神经、肌腱、血管）切断伤的，严重者可导致肢端缺损、断指或断肢。

3. 钝器伤

钝器伤，如钝器砸伤引起的组织挫伤，可致皮肤裂伤，严重者可导致皮肤撕脱，肌腱、神经和骨的损伤；重物砸伤常可造成手指或全手各种组织严重毁损；高速旋转的叶片（如轮机、电扇等）常造成断指或断肢。

4. 挤压伤

挤压伤，如门窗挤压，轻者可引起指端损伤，如甲下血肿、甲床破裂，重者则可导致远节指骨骨折等；车轮、机器滚轴挤压，则可致广泛的皮肤撕脱甚至全手皮肤脱套伤、多发性开放性骨折和关节脱位，以及深部组织严重破坏，有时甚至造成手指和全手毁损性损伤而需进行截肢（指）术。

5. 火器伤

火器伤，如鞭炮、雷管爆炸伤和高速弹片伤，特别是爆炸伤，伤口极不整齐。这种损伤的损伤范围广泛，常致大面积皮肤及软组织缺损和多发性粉碎性骨折；污染严重，坏死多，容易发生感染。

三、临床表现

临床表现为伤口处出血，合并骨骼和神经损伤时可表现为患指功能障碍。

另外，最主要的问题是外伤引发的感染和直接暴力所致的开放性损伤。

四、术前指导

1. 心理护理

患者意外致伤，又顾虑手术效果，易产生焦虑心理。应耐心开导，介绍治疗方法及预后情况，并给予悉心的护理；同时，争取家属的理解和支持，减轻和消除患者心理负担，使患者能积极配合治疗。

2. 症状护理

手部创伤常伴有明显疼痛，剧烈的疼痛会引起血管痉挛，还可引起情绪、凝血等一系列的变化。因此，应及时评估患者疼痛程度、性质，并遵医嘱使用止痛药物。

3. 病情观察

测量生命体征；观察手部受伤程度，如皮肤是否完整，伤口出血、肿胀、污染情况；观察手指的运动、感觉、血液循环情况，有无畸形及断指；观察有无合并休克，颅脑、脏器损伤，多发性骨折等合并伤，尤其应警惕失血性休克。正确使用止血带。

4. 术前准备

将患者安置在仰卧位，抬高患肢，妥善固定，备皮，做好抗生素皮试及破伤风皮试，根据医嘱可在手指或上臂缚止血带。对已经使用止血带的患者，应详细记录使用时间及使用后肢体的情况。

五、术后指导

1. 体位与制动

患者取平卧位，患手高于心脏水平位，以利于血液回流，减轻肿胀；尽快给患手消肿，可减少新生纤维组织生成，防止关节活动受限。制动，以利于术后骨折及肌腱、神经和血管的愈合。固定的时限需根据骨折愈合或肌腱、神经和血管愈合的要求而定，固定时间过长及未固定的关节不能及时活动，将影响肢体形态和功能的恢复。

2. 饮食指导

患者行高热量、高蛋白质、高维生素、高铁、粗纤维饮食。注意多饮水，忌辛辣刺激食物，禁止饮酒、吸烟。

3. 局部保暖

要求室内温暖、安静、舒适，室内温度应维持在 25℃，湿度在 50 %～60 %。注意患手的保暖，局部用 60℃的烤灯持续照射 5～7 天，距离 30～50 cm，可促进手部的血液循环，防止血管痉挛。

4. 用药护理

及时、准确执行医嘱；正确使用解痉、抗凝药物，如罂粟碱、右旋糖酐，以降低红细胞之间的凝集作用和血管壁的附着作用，并可增加血容量，降低血液的黏稠度，以利于血液的流通及伤口的愈合。用药过程中，需注意观察药物不良反应。

5. 病情观察

观察手指末端皮肤颜色、温度、感觉、毛细血管充盈时间、有无肿胀及肿胀程度。如皮肤苍白或发绀，皮温下降，说明有血液循环障碍，应及时报告医师予以处理。对于石膏固定的患者，应观察石膏的松紧度、伤口的渗出情况。还要注意患者疼痛的程度及生命体征的变化。

六、功能锻炼

1. 手部骨折和关节脱位复位后

手部骨折和关节脱位复位后，一般用石膏或铝板固定 4～6 周，应进行未受累指、腕、肘和肩的主动活动。对患指进行肌肉静力收缩练习；疼痛减轻后，可在健手的协助下进行被动屈伸运动；拆除外固定后，可进行掌指关节和指间关节的主动屈伸运动、抓空增力运动，以促进手的功能恢复。

2. 肌腱修复术后

术后第 3 周为固定期，可进行未牵涉固定的手指及近端肩、肘关节的主动和被动运动，禁止进行引起修复肌腱张力增高的主动和被动运动。不能过早活动患指，因为过早的肌腱活动可能影响肌腱的愈合，甚至使肌腱有断裂的危险。术后第 4 周，肌腱愈合，外固定去除后，可开始关节活动度、肌腱活动度及肌力的练习。患指进行被动和主动屈伸活动，力量由小到大，直至患指屈伸活动正常。若肌腱粘连，则应考虑行肌腱松解术。

3. 神经修复术后

神经无张力位固定 3～4 周，在进行早期康复治疗时，应尽早对瘫痪肌肉进行电刺激。停止外固定后，应继续进行电刺激。在恢复关节活动时，注意避免牵拉修复的神经。

七、出院指导

讲究卫生，及时修剪指甲，保持伤口周围皮肤清洁、干燥。

注意增加营养，宜进食高热量、高蛋白质饮食，以利于神经、血管的修复。

坚持功能锻炼，但需避免过度用力，以防损伤神经、肌腱，乃至断裂。

定期复诊。神经损伤患者出院 3 周后进行肌电图检查，此后每隔 3 个月复查 1 次，观察神经功能恢复情况，同时测试患指的感觉和运动情况；肌腱损伤患者出院 3 周后复查，此后于 1.5 个月、3 个月、6 个月分别进行复查。

第二节　手热挤压伤

一、定义

手热挤压伤是指内热力和机械压力造成的复合损伤，主要发生在手部，且背侧多于掌侧，还可发生在腕、前臂甚至上臂等部位。

二、病因

手热挤压伤既有热力损伤，又有挤压伤，甚至有撕脱的手部严重复合外伤。比如，从事造纸、橡胶和其他热滚筒作业的工人，在工作中不慎将手套卷入转动的滚筒间，手也随之被带入而造成的损伤。致伤物的温度通常在 $60\sim80\,^{\circ}\mathrm{C}$，亦有高达 $120\sim200\,^{\circ}\mathrm{C}$ 的。除皮肤烧伤外，还有挤压伤，常伴有肌腱、神经、血管、骨和（或）关节损伤。其受伤的程度与受伤时的温度、压力和作用时间密切相关。轻者为皮肤浅层烧伤，重者则为深二度或三度烧伤、撕脱伤。

三、临床表现

以手背、手指背侧热挤压伤多见。

多为三度烧伤，皮下组织的损伤范围超过皮肤烧伤范围；手部有水疱、焦痂，疼痛难忍。

局部肿胀明显，若损伤静脉可引起循环障碍；肿胀严重时，甚至可扩张到整个前臂，造成撕脱伤或挤压伤。

有深部组织（如肌肉、肌腱、神经、血管及骨关节等）受累或功能障碍。动脉损伤会引起进行性血管栓塞，坏死范围逐渐扩大，从远端向近端发展，可造成肢端皮肤温凉、血管充盈差，指端青紫、发黑。

四、术前指导

1. 护理评估

通过评估，了解患者的生命体征、情绪、饮食结构、家庭状况、职业、损伤部位情况、入院前的治疗情况、身体状况及活动能力等。

2. 心理护理

患者因手部存在创面及功能障碍，怕影响以后的工作和生活，所以存在焦虑、抑郁情绪。针对患者的心理变化，应适时进行心理疏导。耐心向患者解释治疗方法，介绍成功的手术病例，使患者树立接受治疗的信心，主动配合治疗。

3．创面护理

创面污染严重，应每日清创换药，换药物品均用灭菌合格物品，严格无菌操作。患者包扎后保持敷料清洁、干燥，创面无再污染现象。

4．术前准备

（1）患者禁烟 3～7 天，防止上呼吸道感染，为全麻做好呼吸道准备。

（2）严格做好皮肤准备，确保术野无破损、无皮屑、无毛发、无皮癣、无湿疹和感染，同时不破坏皮瓣设计的标记物。

（3）做好血管准备，术前有意识地保护供受区血管，避免在此进行输液、抽血等操作，术前 3 天做静脉充盈训练。

（4）对于女性患者，应避开月经期进行手术。

（5）告知患者术后早期卧床休息及局部制动的重要性，手术后可能出现的疼痛、生活不便及解决的方法。进行体位适应性训练及床上大小便训练。

（6）术前在取皮区做好皮肤准备，剃去患者汗毛，用温水擦拭、清洁皮肤；告知患者手术后手部需在腹部固定 4～5 周，长时间限制活动。术前练习制动，有利于提高手术后对强制体位的耐受性。

5．疼痛护理

疼痛刺激机体引起生理变化，可诱发血管痉挛，同时影响睡眠，加重患者焦虑、紧张等不良情绪，影响手术成功率。可给予镇痛药（如散利痛、盐酸曲马多）止痛治疗。

五、术后指导

1．做好一般护理及基础护理

（1）病房应保持安静、舒适（室温在 22～26 ℃，湿度以 50%为宜），禁止吸烟，做好病房保洁工作，尽量减少患者家属探视，避免增加术后伤口感染的可能性。与家属做好交流与沟通，以取得配合及支持。

（2）指导患者进高热量、高蛋白质、高维生素、高纤维素的易消化饮食，以利于伤口愈合、机体恢复，忌辛辣刺激性饮食。三餐进食量均衡，搭配合理，少食多餐。

（3）每日用 0.9%氯化钠溶液清洁口腔 3 次，做好口腔护理，注意口腔内有无异味或溃疡。

（4）患者术后应绝对卧床 7～10 天，避免患侧卧位及频繁变换体位，由护士协助床上大小便，保持骶尾部皮肤干燥，防止压疮的发生。护士要指导和协助患者在床上翻身、擦洗、按摩等。当伤口渗血较多时，要及时更换敷料，保持床单整洁、干燥。每日用温水擦拭全身皮肤；便后及时擦拭；勤更换衣物，保持清洁、干燥。

（5）对留置导尿患者，每日消毒尿道口、会阴部 2 次，指导患者多饮水，以达到冲洗尿道的目的，避免泌尿系统感染。

（6）在皮瓣下置负压引流管有利于渗出液的引流，保持引流管通畅，防止引流管打折、受压、脱出，并及时倾倒引流液；观察引流液的颜色、性质、量，并记录。

（7）预防便秘。术后，患者卧床，活动量减少，全身代谢降低，肠蠕动减慢，使排便动力不足，易发生便秘。应指导患者多饮水，多进富含纤维素的饮食。

（8）使患者保持情绪稳定，避免过度兴奋、悲伤、愤怒或低落等情绪变化，以免引起微血管痉挛，导致血管危象的发生。

2．供皮区及植皮区皮瓣护理

术后，观察供皮区及植皮区敷料有无渗血、渗液，包扎固定是否良好。严密观察移植皮瓣的温度、颜色、血运，有无肿胀，以及毛细血管的充盈反应。如果毛细血管充盈时间大于 2 秒，皮肤颜色苍白、蜡黄、皱缩，皮温低于健侧 2℃以上，则表示动脉供血不足，可提高室温，用烤灯照射，选用抗凝药及解痉药物治疗。如果皮瓣颜色青紫，可能为静脉回流障碍，应向医师汇报，查明原因，及时处理。

3．患肢制动及功能锻炼

术后患者需要长时间制动，为防止患肢出现疼痛、麻木等血液循环障碍症状，应指导患者正确活动患肢肩部、肘部，促进静脉回流。

4．断蒂护理

术后第 3～4 周进行断蒂前训练。皮瓣蒂部用止血钳夹压试验来观察皮瓣的温度、色泽、毛细血管充盈时间及血运情况，如正常即可断蒂。

5. 疼痛护理

对于疼痛，术后应给予预防性用药（如芬太尼 4.2 mg，外用敷贴；凯纷 50 mg，静脉注射），而不是等到疼痛难以忍受时才给药。

六、功能锻炼

1. 主动进行关节活动

术后第 4～8 天，鼓励患者轻柔地向各方向进行关节的主动活动。

2. 被动锻炼

术后第 7～10 天开始被动锻炼，每次 30 分钟，每日 2 次，以被动活动各关节为主，辅以按摩松弛皮肤，协助患者进行对指、对掌及抓握等功能运动。

3. 局部水疗

从术后第一次打开敷料开始进行局部水疗，每次 10 分钟，每日 1 次，水温为 37～39 ℃，溶液为 1∶5000 新洁尔灭溶液。水疗时，嘱患者手部在水中进行自主活动。

4. 作业疗法

（1）日常生活作业疗法：从进食开始，根据患者情况定制特殊餐具，循序渐进，直至穿衣、洗漱及家务活动等。

（2）娱乐作业疗法：根据患者个人兴趣，保持劳逸结合的作业方法，如棋类、牌类活动等。

（3）器械训练疗法：利用拉力器、握力器等器械锻炼手指的屈曲功能和握力。

（4）创造价值的作业疗法：综合患者兴趣，进行能体现其生存价值的作品制作，如黏土作业、编织作业、皮革作业和刺绣作业等。

七、出院指导

在皮瓣感觉恢复前，因为皮瓣的耐摩擦、耐寒冷、耐热等能力都较正常软组织差，所以要提醒患者保护皮瓣，注意防冻伤、擦伤和烫伤。

　　术后 3 个月，患者禁止进行剧烈运动和参加重体力劳动，避免长时间站立或下蹲，禁止提重物；养成良好的生活习惯，戒烟，少喝酒，保持大便通畅，防止感冒。

第三节　腕管综合征

一、定义

　　腕管综合征（carpal tunnel syndrome, CTS）（图 2-2），是最常见的周围神经卡压性疾病。腕管综合征的病理基础是正中神经在腕部的腕管内受卡压，因腕部外伤、骨折、脱位、扭伤或劳损等引起屈肌支持带增厚，管内肌腱肿胀、血肿机化，使组织变形或腕骨退变增生，管腔内周径缩小，从而压迫正中神经，引起以手指麻木无力为主的一种病征。本病好发于从事搬运、托举、扭拧、捏拿等工作的人群。其发病率在美国约为 0.4%，在我国尚无明确统计。

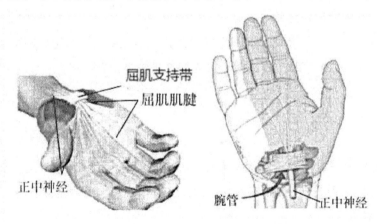

图 2-2　腕管综合征

二、病因

外源性压迫。最常见的来源是手掌侧的屈肌支持带对腕管产生的压力。

管腔变小。屈肌支持带可因内分泌病变（肢端肥大症、黏液性水肿）或外伤后疤痕形成等而增厚；腕部骨折、脱位（桡骨下端骨折、腕骨骨折和月骨周围脱位等）可使腕管后壁或侧壁凸向管腔，使腕管狭窄。

管腔内容物增多，体积增大。腕管内腱鞘囊肿、脂肪瘤、外伤后血肿机化及滑囊炎等，都将过多占据管腔内容积，而使腕管内各种结构相互挤压、摩擦，从而刺激、压迫正中神经。

其他病因。如木工、厨师等也可因长期过度使用腕部而发病。腕管内压力，在过度屈腕时为中立位的 100 倍，在过度伸腕时为中立位的 300 倍，这种压力改变亦是正中神经发生慢性损伤的原因。

三、病理生理

腕管是腕掌部的一个骨纤维管，拇长屈肌、4 根指浅屈肌腱、4 根指深屈肌腱及正中神经通过此管进入手部。腕管在手腕掌桡侧，由腕骨和屈肌支持带构成。屈肌支持带坚韧，近侧缘增厚，是压迫正中神经的主要因素。正中神经在腕管中位置表浅，容易受屈肌支持带压迫而造成损伤。

四、临床表现

腕管综合征在女性中的发病率较男性高，但原因尚不清楚，男性患者常有职业病史。本病双侧发病率在 30%以上，其中 90%为绝经期女性。

1. 症状

患者首先感到桡侧 3 根手指麻木或刺痛，持物无力，以中指为甚（图 2-3）。夜间加剧，温度高时疼痛加重，活动或甩手后可减轻；寒冷季节患指发凉、发干，手指活动不灵敏，拇指外展肌力差。

2．体征

拇指下的大鱼际肌萎缩，甚至出现间歇性皮肤发白、发干，严重者可出现拇指和（或）示指发绀，指尖坏死或萎缩性溃疡，形成不可逆的改变，如图 2-3 所示。

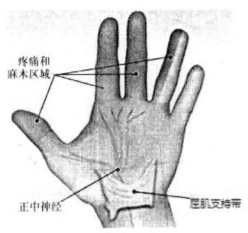

图 2-3　腕管综合征临床表现

五、辅助检查

1．屈腕试验

双肘置于桌上，前臂与桌面垂直，两腕自然掌屈，此时正中神经被压在屈肌支持带近侧缘，腕管综合征者会很快出现疼痛。

2．氢化可的松试验

向腕管内注射氢化可的松，如疼痛缓解则有助于确诊。

3．止血带试验

将血压计充气到收缩压以上，10～30 秒即能诱发手指疼痛者为阳性。

六、治疗方法

1．非手术治疗

非手术治疗适用于病情较轻者。治疗方法包括：限制腕关节活动，促进腕管内组织水肿的消退；理疗对消肿、止痛有一定的疗效；对非肿瘤和化脓性炎症者，可向腕管内注射醋酸泼尼松龙，但不宜反复多次进行，以免加重损伤。

2. 手术治疗

对保守治疗无效或多次复发的患者，或因骨折、脱位、占位性病变致腕管综合征者，需行手术治疗。手术切开屈肌支持带，使正中神经减压。对骨折、脱位者，行切开复位或必要的矫形治疗，有占位性病变时应切除。

七、术前指导

1. 心理护理

了解患者对疾病的心理反应，以及对治疗和护理的要求。

2. 病情观察

观察患肢远端感觉、运动及血液循环情况；评估患者疼痛的部位、性质、程度，必要时给予止痛剂。

3. 完善各项常规检查

完善各项常规检查，如 X 线片、血常规等，并做好术前宣教。

4. 一般护理

做好大小便护理，保持患者会阴和床单的清洁。经常进行皮肤护理，患者常翻身，练习深呼吸。供给患者富含营养的易消化饮食，嘱患者多饮水，多吃蔬菜、水果。应注意保持肢体功能位置，安置合适的体位，减少不良刺激。

八、术后指导

1. 患肢的观察

患肢应高于心脏水平位，注意观察患肢末梢循环，以及肢端颜色、温度、肿胀程度、运动及感觉功能恢复情况。

2. 疼痛护理

评估患者疼痛的性质、时间及程度；鼓励患者表达疼痛的感受，并告知患者止痛剂不会延缓切口愈合；可根据数字评分法，评估切口疼痛程度，适当应用镇痛药物。

3．预防切口感染

保持伤口敷料清洁、干燥，注意患者主诉，并注意观察其生命体征变化。如术后第3~5天，患者诉切口疼痛加重，体温升高，局部红肿、压痛明显，则应考虑切口感染，及时汇报医师给予处理。

4．饮食护理

嘱患者多食高蛋白质、高维生素的食物，以增加神经营养，促进神经恢复。

九、功能锻炼

嘱患者术后应尽早进行手部主动锻炼，鼓励手部正常作用。以下锻炼方法，每种运动，每组练习15~20次，每天3~5组，频率不宜过快。告知患者及家属，本病的康复主要依靠患者主动、长期的肌力练习，锻炼过程单调、艰辛，肌力的增长较缓慢，需要有一定的恒心和毅力。

手抓空锻炼：反复用力握拳、释拳。握拳一定要用力，伸指张开一定要伸直，尽可能张开达最大限度。

分次合指法：打开手掌，依次用力合上每根手指。

拇指锻炼法：拇指屈曲、背伸、内收、外展、对掌运动练习和拇指的旋转环绕锻炼；拇指指尖分别与示指、中指、环指、小指各指尖反复对捏，以锻炼手指的对指功能。本法适用于大鱼际肌萎缩患者，可改善肌肉功能，加强肌肉力量。

腕关节屈伸法：用力握拳，反复做腕关节的掌屈和背伸活动。

手腕旋转法：分别顺时针、逆时针旋转手腕。

肘关节伸屈法：屈前臂，伸前臂。

十、出院指导

患者出院后，若仍有疼痛，则可根据医嘱口服镇痛药，并服用可促进神经功能恢复的药物，如甲钴胺、维生素 B_{12} 等。

养成良好的卫生习惯和饮食习惯，宜进食瘦肉、豆制品、纤维素丰富的新鲜蔬菜、水果及含不饱和脂肪酸较多的植物油。

患者出院后第 2~4 周至门诊复查。若出现局部疼痛明显或经积极的功能锻炼后肌肉萎缩无改善，则应及时就诊。

第四节　拇趾外翻

一、定义

拇趾外翻是足部常见畸形，是指拇趾偏离中线，向外倾斜大于正常生理性拇趾外翻角度，同时拇趾在纵轴上向外略有旋转畸形。畸形形成后，难以自行矫正，可在拇趾跖趾关节内侧骨性凸起处形成疼痛性滑囊，即拇趾滑囊炎，影响穿鞋和行走，常伴有其余足趾的畸形和前足痛等症状，如锤状趾、疼痛性胼胝、跖趾关节脱位、小趾内翻等。

二、病因

1. 遗传因素

遗传是拇趾外翻发病的一个重要因素，尤其对于青少年患者。许多研究报道了拇趾外翻患者具有阳性的家族史。第一跖骨内翻，即第一跖骨在跖趾关节处内翻成角，也可能是拇趾外翻的易发因素之一，尤其在青少年拇趾外翻患者中的发生率很高。

2. 鞋子因素

拇趾外翻的发生可能与穿鞋不合适有重要关系。拇趾外翻在穿鞋人群中的发病率比不穿鞋人群的发病率高 15 倍。穿紧束前足的鞋子（如高跟、尖头等时髦皮鞋）似乎是导致拇趾外翻的首要因素。然而，并非所有穿着这种鞋子的人都会发生拇趾外翻。因此，拇趾外翻肯定也有其他的诱发因素。

3．其他因素

拇趾外翻也常见于系统性关节病患者，如类风湿关节炎患者的滑膜炎造成了跖趾关节囊的破坏，可导致拇趾外翻。类风湿关节炎和神经肌肉疾病患者也可伴发拇趾外翻，青少年的拇趾外翻存在家族性发病倾向。此外，还有一些因素在拇趾外翻的发病中有一定的作用：扁平足；第一跖骨关系不协调，如第一跖骨头呈圆球形，第一跖骨过长、过短；胫后肌腱止点变异，部分纤维扩展到拇收肌斜头和拇趾展屈肌的腓侧部分，增加了后二肌的联合肌腱的收缩力；第一、二跖骨基底间有异常骨突；等等。

三、临床表现

拇趾僵硬，一般表现为拇趾在第一跖趾关节处向外侧偏斜，关节内侧出现明显的骨赘；部分患者骨赘处软组织因长期受鞋子摩擦、挤压而出现红肿、积液，称为拇趾滑囊炎。

严重拇趾外翻患者可出现其他足趾的偏斜、骑跨。

疼痛产生的主要原因是拇趾跖骨头内侧隆起后压迫和摩擦而引起急性拇趾滑囊炎。拇趾跖趾关节长期不正常，发生骨关节炎引起疼痛，第二、三跖骨头下的胼胝引起疼痛。拇趾外翻的患者不一定都有疼痛，同时畸形与疼痛也不成正比。

根据负重位 X 线平片检查结果及临床表现，将拇趾外翻畸形分为 3 度。

第一，轻度：拇趾外翻角（hallux valgus angle，HVA）<25°或（和）第一、二跖骨间夹角（inter-metatarsal angle，IMA）<13°，拇趾跖趾关节对合欠佳，拇趾囊处疼痛。

第二，中度：拇趾外翻角在 25°～35°和（或）第一、二跖骨间夹角在 13°～16°，拇趾跖趾关节常不匹配（半脱位），拇趾旋前并常对第二趾造成压迫，可伴有跖骨头下胼胝体疼痛、锤状趾等。

第三，重度：拇趾外翻角>35°和（或）第一、二跖骨间夹角>16°。拇趾跖趾关节脱位，可伴有跖骨头下胼胝体疼痛、锤状趾、趾叠畸形等。

四、术前指导

1. 心理疏导

关心患者，耐心解释，使其了解和认识病情；讲解手术方式和效果，取得患者的信任，解除其紧张心理，使其以最佳的心理状态配合治疗。

2. 饮食指导

嘱患者多进高蛋白、高热量、高维生素饮食，忌辛辣、刺激性食物等。

3. 皮肤准备

术前，患者脚上不能有创面和感染，有脚癣的应先把脚癣治好。术前 1 日，做好皮肤准备，尽量采用脱毛剂，以避免损伤皮肤，清洁局部皮肤。

五、术后指导

1. 体位指导

术后抬高患足 20～30 cm，以利于静脉和淋巴回流，减轻肿胀和疼痛。

2. 康复训练

功能锻炼以自主锻炼为主，以被动锻炼为辅，注意循序渐进，逐渐增加活动量。

（1）早期功能锻炼指导。①术后第 1 天，穿前开口矫形鞋可下地行走，行走时保持足底平放，足部各趾尽量跖屈抓地行走，避免使足外侧着地行走。②患肢踝关节运动，包括踝关节屈伸活动及踝关节旋转活动，每天 3～4 次，每次 3 分钟；足趾背伸、跖屈运动，足趾主动背伸、跖屈，活动各趾间关节，重点放在第一跖趾关节上，每天 3～4 次，每次 3 分钟。不要过度活动，以免引起伤口渗出、疼痛等不适。③患肢肌肉等长收缩训练，每天至少 3 次，每次时间以不引起肌肉酸疼疲劳为度，一般每次 6～9 分钟。④术后第 2～6 天，开始增加患肢踝关节、跖趾关节、趾间关节功能锻炼程度，以不过度疲劳为宜。

（2）恢复期功能锻炼指导。①术后第 2 周，指导患者进行第一跖趾关节的主动、被动活动。在加强主动活动的基础上，被动屈伸第一跖趾关节，一只手握住第一跖趾关节近端，维持近端位置不动，另一只手握紧第一跖趾关节远端，进行关节的被动屈伸活动，每天 1～2 次，每次 3～4 分钟；适当增加穿矫形鞋下地行走时间。②术后第 4 周，指导患者进行第一跖趾关节的主动、被动功能锻炼，每天 3～4 次，每次 5 分钟。同时可以进行站立提踵训练，增强跖屈肌力量。③术后第 6 周，穿平底、宽松的正常鞋行走，继续进行站立提踵训练，加强患肢第一跖趾关节的主动、被动功能锻炼，每天 3～4 次，每次 10 分钟。

六、出院指导

术后第 6 周内穿矫形鞋，第 6 周后选鞋头较宽的硬底鞋，这对防止复发有非常重要的作用。下地活动以健侧负重为主，患肢由足跟负重逐渐变成全掌负重，最后至前足蹬地行走。加强足趾轻抓练习和足趾活动，如抓地或用足趾揉纸团等。

注意避免患肢受外伤，避免过度活动。

骨性愈合前，禁止跑跳动作。术后 3 个月内，不可过多行走。

术后半年内勿穿高跟的、狭窄的、尖头的硬皮鞋和长时间步行，以免畸形复发。

定期门诊随访。

第五节　糖尿病足

一、定义

糖尿病足是指糖尿病患者因下肢远端神经异常和不同程度的血管病变导致的足部感染、溃疡和（或）深层组织破坏。

二、病因

糖尿病足是由多因素导致的，血管病变和神经病变是其病理生理基础。糖尿病神经病变、周围血管疾病和微循环障碍是其主要病因，这些因素可单独存在或与其他因素合并存在，其他因素如不良生活方式（吸烟、酗酒、缺乏运动等）、外伤、感染等。足部结构畸形亦是糖尿病足发生的重要诱因。

三、临床表现

神经病变表现为患肢皮肤干而无汗，肢端刺痛、灼痛、麻木、感觉减退或缺失，呈袜套样改变，行走时有脚踩棉絮感。

下肢缺血表现为皮肤营养不良，肌肉萎缩，皮肤干燥、弹性差，皮温下降，色素沉着，肢端动脉搏动减弱或消失，患者可合并有下肢间歇跛行症状。随着病变的进展，患者可出现静息痛、趾端坏疽、足跟或跖趾关节受压部位出现溃疡，部分患者可出现肢体感染。

Meggitt-Wagner 分级系统是最常被参考的糖尿病足溃疡分级系统。其分级如下。

0 级：有发生足溃疡的危险因素，但目前无足溃疡。

1 级：表面有溃疡，临床上无感染。

2 级：有较深的溃疡，常合并软组织炎，无脓肿或骨感染。

3 级：深度感染，伴有骨组织病变或脓肿。

4 级：局限性坏疽（趾、足跟或前足背）。

5 级：全足坏疽。

糖尿病患者未出现足溃疡但存在周围神经病变的称为糖尿病高危足，不管是否存在足畸形、周围动脉病变、足溃疡史或截肢（趾）史。

四、治疗

糖尿病足的治疗，强调多学科协作。治疗手段包括内科治疗、局部创面处理、血运重建及截肢。

糖尿病足常分为 3 种类型，即神经型、缺血型和神经缺血型（也称"混合型"）。研究发现，我国糖尿病足患者以混合型为主，其次为缺血型，而单纯神经型较少见。

对于神经型病变，目前除治疗神经病变外，重要的是患肢减压、局部清创，促进溃疡愈合；对于缺血型病变，可以通过药物治疗，若系统药物治疗效果不理想，则需进行腔内血管介入治疗或血管旁路移植手术来重建下肢血流；对于混合型病变，如果血流得到改善，其神经病变也可得到部分缓解。若坏疽的病变已经发生，截肢不失为一种明智的选择。

自体干细胞移植是最近几年发展起来的新技术，但国内尚未普及。干细胞移植一般采用骨髓血、外周血、脐血和胚胎干细胞。目前，用于临床的主要是骨髓血和外周血干细胞移植。血管外科主要采用自体干细胞移植治疗下肢缺血。自体干细胞移植至少有两个优点：①不存在免疫排斥；②无胚胎干细胞伦理道德问题。

五、术前指导

1．心理护理

针对不同的患者进行相应的心理疏导，避免患者出现精神紧张、焦虑、抑郁等不良情绪，鼓励患者以积极的态度对待疾病。

2．控制血糖

向患者说明，血糖控制不良会影响手术伤口愈合。根据患者血糖水平、饮食状况、体重等，指导患者饮食。尽可能将血糖控制在空腹血糖低于 7.8 mmol/L，餐后 2 小时血糖低于 10.0 mmol/L。

3．术前准备

术前准备包括：向患者及其家属说明术前检查的目的及注意事项，协助完成各项辅助检查；患者个人卫生及手术区域的皮肤准备；指导患者练习在床上使用便器；教会患者自行调整卧位和进行床上翻身。女性患者应避免月经期进行手术。

4．创面管理

每天评估溃疡伤口的情况，注意观察有无感染、缺血迹象，对感染或坏死组织进行清创，观察足部血运活动情况。

六、术后指导

1．病情评估

观察患者意识、生命体征；观察伤口敷料有无渗出；了解引流管的类型、位置及通畅情况；观察引流液的颜色、性质及量；观察皮肤受压情况；观察患者有无疼痛、发热、恶心、呕吐及尿潴留等术后常见并发症。

2．血糖管理

术后需继续监测血糖，使血糖控制在空腹血糖 6.0～9.0 mmol/L，餐后 2 小时血糖 8.0～11.0 mmol/L。

3．抗凝处理

大多数糖尿病足患者血液呈高凝状态，所以常使用抗凝药物。在用药期间，需观察其有无皮下血肿、瘀斑、牙龈出血、黑便及血尿等出血迹象。

4．运动指导

指导患者在床上进行适当的运动锻炼，包括下肢直腿抬高运动、上肢分阶段拉力器力量锻炼等。

5．预防便秘

指导患者加强床上运动锻炼、腹部按摩，增加膳食纤维的摄入，配合润肠通便药物的使用，必要时清洁灌肠等。

七、功能锻炼

1．适当步行锻炼

坚持每日散步 30 分钟，以不感觉足部疼痛为宜，尽可能定时、定量，量力而行并持之以恒。

2. 改善下肢血液循环

避免双腿盘坐，平时抬高患肢，以改善下肢血液循环。指导或协助患者从趾尖向上到膝关节轻柔按摩，早、中、晚各 1 次，每次 10 分钟。配合适当的运动，如甩腿运动，将一足垫高 2 cm 左右，手扶椅子靠背，前后甩动另一只足，10 次为 1 组，两侧交替；坐椅运动，双臂在胸前交叉，坐下，起立，重复 10 次。

3. 患肢护理

在足部伤口愈合后的数周内，嘱患者细心护理足部皮肤，应减少步行，步行时速度宜缓，步幅宜小；应根据创面部位，适时选择解压鞋垫、糖尿病足鞋等专业支具，以防止溃疡再次形成；每日进行被动锻炼，以免下肢肌肉萎缩，并进行下肢足部酒精按摩，以促进下肢血液循环；禁止下肢静脉注射，禁用电热毯、热水毯、理疗及火炉烤脚等，以免烫伤。对感染、溃疡、坏疽部位的创面应根据情况做相应处理，保持创面清洁，坚持每日换药或冲洗。

八、出院指导

1. 控制糖尿病

（1）饮食控制。根据患者体重、年龄及活动量，计算每日饮食量，定时、定量进食，一日三餐合理分配，一般按 1∶2∶2 或 1∶1∶1 的比例，避免饱餐。提倡选择粗制米、面和适量杂粮，忌食葡萄糖、蔗糖、蜜糖及其制品，少食胆固醇含量高的食物，如动物肝脏、蛋黄等。

（2）药物控制。指导患者按时、按量正确服用降糖药，不可随意增减；指导患者掌握正确的胰岛素注射方法，根据胰岛素种类确保注射的时间、剂量正确，有计划地更换注射部位，以免因皮下硬结而影响吸收。做好低血糖知识宣教，预防低血糖的发生。患者如遇到乏力、饥饿、头晕、出汗、心慌等低血糖症状，应立即适量进食。

2. 足部皮肤护理

（1）足部日常检查。指导患者借助镜子观察足底、趾间及足部变形部位的情况，包括各种损伤、擦伤、水疱，皮肤干燥、皲裂，鸡眼等。

（2）睡前温水泡脚。水温低于40℃，泡脚时间10～15分钟，用浅色纯棉毛巾擦干脚趾间水分，并检查有无渗液或出血。当有破口创面时，则禁止泡脚。

（3）定期修剪趾甲。趾甲应修剪为"一"字形，不可斜剪，以免伤及甲沟；趾甲不宜过短，一般与趾尖齐平即可，剪后趾甲需打磨平滑。

（4）选择透气性好的鞋袜。选择大小合适、圆头、防滑、透气性好、搭扣的鞋，鞋底不宜太薄，鞋子内部较足本身长1～2 cm（鞋后帮可伸入一小指为宜）。买鞋时间最好选择下午，两只脚同时试穿，且需穿着袜子试鞋。对于新鞋，穿20～30分钟后，应脱下检查双脚有无压红或摩擦区域，从每天穿1～2小时开始，逐渐延长穿鞋时间。选择浅色、无破损的棉袜，袜口勿太松或太紧，每日更换袜子。

3. 复诊

要求患者做好居家自我监测，包括空腹血糖和餐后2小时血糖，每3～6个月复查1次糖化血红蛋白。至少每年行1次双下肢神经、血管检查。

当出现以下情况时，务必及时就医：有小伤口或水疱，尤其合并感染时；当下肢出现麻木、刺痛或感觉消失时；当脚感发凉、趾头变色、疼痛等时。

第六节　皮瓣移植

一、定义

皮瓣，也称带蒂移植皮肤。现代观点认为，皮瓣是由皮肤和皮下组织构成的组织块，可以从身体的一处向另一处转移。在转移过程中需要有一个或两个将蒂部相连接；也可暂不连接，移植后再进行血管吻合。

皮瓣移植，也称皮瓣转移。与游离皮片移植不同的是，皮瓣必须有与机体皮肤相连的蒂，或行血管吻合、血循环重建后以供给皮瓣的血供和营养，才能保证移植皮瓣的成活。前者被称为带蒂皮瓣移植，后者则被称为游离皮瓣移植或血循环重建游离皮瓣移植。皮瓣移植是整形外科最基本也是最常用的操作技术之一，有着广泛的用途。

二、病因

创面皮肤缺损，骨床外露，需用皮瓣整形；肌腱、大血管、神经外露，创面较深，达骨骼，需用皮瓣成形术。

三、适应证

适应证包括：有深层重要组织、器官暴露的创面；局部血运差的创面；可能需要二期对深层组织器官进行再手术的创面；全部缺损的创面；器官再造；等等。

四、术前指导

1．心理护理

患者伤后往往担心手部功能受影响，或在术前担心皮瓣移植不成功或外形不美观，会影响今后的工作、学习和生活。对此，在患者入院后即应对其思想状况和心理状态进行评估，为合理的心理护理提供依据。对患者进行健康教育，耐心解释修复软组织缺损的必要性及选择皮瓣的重要性，帮助患者了解手术方法、目的、手术后注意事项，并向患者宣教成功病例。

2．一般护理

一般护理包括以下几个方面：①保持病房的安静、舒适，室内严禁吸烟，以免导致血管痉挛而造成修复组织坏死。②做好患者的饮食指导，多食高蛋白质、高热量、高维生素食物，以增强机体的抵抗力。③注意保护患者供区与受区组织，对感染创面必须做好创面及周围皮肤的清洁工作。④参与手术方案的制定，以便配合术后的护理。

五、术后指导

1. 体位护理

腹部皮瓣移植术后固定妥善与否，直接影响手术的成败。患者术后体位要有利于皮瓣的动脉充盈及静脉回流通畅，并应防止皮瓣受牵拉、受压和张力过大，需调整患肢靠近至皮瓣蒂部，不过度扭曲影响皮瓣血运，保证皮瓣远端稍高于蒂部，选择尽可能舒适的体位。要求患者术后第 1 周绝对卧床休息，第 1 周后可下床进行适度活动。夜间加强病房巡视，防止患者睡眠时无意识的动作致皮瓣蒂部扭转或影响固定，必要时用枕头垫托肘部及手臂，以增加肢体血运，减轻肌肉疲劳与不适。

2. 皮瓣血运观察及护理

皮瓣血运观察：及时观察创面敷料有无渗出、有无出血。观察皮瓣颜色，皮瓣颜色微红或鲜红，表示血运良好；皮瓣颜色灰白或苍白，则表示动脉供血不足或阻塞，如有水疱或发紫多由于静脉回流不畅或蒂部受压，应及时通知医师处理。观察皮瓣的张力，正常皮瓣质地柔软且有弹性，如发现皮瓣肿胀、发亮，说明张力太大，应打开敷料解除压迫。术后皮瓣均有水肿，轻者无须特殊处理，一般 1 周后开始消肿。

皮瓣的局部护理：术后皮瓣局部用烤灯持续照射，烤灯距创面 30～40 cm，保持局部温度在 25～30℃，这样既可以观察血运，又能起到保温作用。与健侧相比，温差在 3℃以内，每次测量前应移去烤灯，记录室温。带蒂皮瓣一般需保留 3～4 周。

3. 疼痛护理

由于长时间的姿势固定，患者被固定的关节会感到酸痛难忍，所以护士应关心体贴患者，给予有效的热敷、按摩等物理措施以缓解疼痛，或采用听轻音乐、看电视节目等转移患者的注意力，从而减轻疼痛。疼痛可使机体释放 5-羟色胺，具有收缩血管的作用，如不及时处理，易导致血管痉挛或血栓形成。注意观察疼痛的性质，确认引起疼痛的原因，及时遵医嘱给予止痛镇静药物。

4. 观察皮瓣，防止血管痉挛

患者宜取平卧位，稍抬高患肢，以利于局部引流。皮瓣表面及蒂部绷带缠绕不可过紧，宜将皮瓣及其蒂部开窗，表面覆以松散纱布，避免影响皮瓣血供或静脉回流。注意观察皮瓣下有无血肿，密切注意皮瓣蒂部有无受压及血肿。如压迫皮瓣，一方面会影响皮瓣血供，另一方面会导致感染；如皮瓣下有较大血肿，应及时告诉医师行血肿清除术。

六、功能锻炼

正确的功能锻炼对手功能的恢复至关重要。断蒂前，应活动健指，按摩患者固定的肢体及关节，以改善血液循环；锻炼时，避免皮瓣牵拉。皮瓣断蒂伤口拆线后，练习用力握拳和手的屈伸、内收、外展等活动；鼓励患者下床活动，练习肩关节旋转、外展，肘关节屈伸，前臂旋前、旋后等动作，手指屈伸和对指动作，使皮瓣移植术后部位的功能恢复到最佳水平。需注意，如皮瓣修复部位感觉迟钝，在生活中应加强自我护理，防止烫伤、冻伤、刺伤等。精心的护理是皮瓣移植成功的关键，护士应积极主动为患者提供全方位的护理。

七、出院指导

嘱患者继续功能锻炼以促进肌力的恢复，加强日常生活训练，树立战胜伤残的信心，早日回归社会。

合理调节饮食，保证营养的摄入。

坚持随访，及时了解恢复期护理的效果。

第七节　跟骨骨折

一、定义

跟骨骨折是指由各种原因导致跟骨的完整性受损，常由于高处坠落，足跟着地，高能量的垂直暴力自距骨传导至跟骨，导致跟骨压缩或劈开（图2-4）。

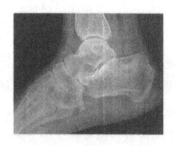

图 2-4　跟骨骨折 X 线片

二、病因

跟骨是足骨中最大的跗骨，在人体负重及行走中起重要的作用，其后下端为负重点，以松质骨为主。跟骨骨折是足部最常见的骨折，约占全部跗骨骨折的 60%。多数是由高处跌下，足部着地，足跟遭受垂直撞击所致。根据骨折线是否波及距下关节，跟骨骨折可分为关节内骨折（占 60%～70%）和关节外骨折（占 30%～40%），因不涉及距下关节，预后较好。根据解剖部位，可分为跟骨结节骨折、跟骨前结节骨折、载距突骨折和跟骨体骨折。

三、临床表现

外伤后足跟疼痛，不能站立、行走。

局部肿胀、淤血、压痛、畸形或闻及骨擦音。

通过跟骨正侧位、轴位和特殊斜位 X 线片，可确定骨折类型、性质及程度。

四、术前指导

1．心理疏导

高处坠落的患者常常存在恐惧心理，又顾虑手术效果，担忧骨折预后，易产生焦虑情绪，应给予耐心的开导，介绍骨折的情况和治疗方法，并给予悉心的照顾，使患者减轻或消除不良情绪。

2．饮食指导

患者宜进食高蛋白质、高维生素、高钙、粗纤维及果胶成分丰富的食物。食物品种宜多样，且易消化。

3．体位指导

抬高患肢 20～30 cm，促进静脉和淋巴回流，减轻肢体肿胀。

4．合并症的观察与处理

（1）颅底骨折：观察患者的瞳孔、神志有无异常，有无头痛及其严重程度，有无喷射性呕吐，有无耳、鼻漏液及"熊猫眼"等征象。

在处理脑脊液耳漏及鼻漏时，患者应避免用力咳嗽；不可局部冲洗、阻塞外耳道和鼻腔；随时用无菌棉球吸干流出的脑脊液，以保持口、鼻、耳清洁；抬高头部。

（2）脊柱骨折：观察有无双下肢感觉、活动异常，大小便有无障碍。

5．功能锻炼

抬高患肢，24 小时后开始主动活动踝关节。

五、术后指导

1．体位指导

患足中立位抬高 20～30 cm，以促进静脉和淋巴回流，减轻肢体肿胀。坐位时，避免患足下垂。若病情允许，应尽早开始患肢活动，以减轻患肢肿胀。

2. 功能锻炼

（1）术后当天，进行被动膝关节及足趾屈伸活动。

（2）术后第1周，进行膝关节主动运动及足趾屈伸活动。

（3）术后第2周，开始拄双拐，患肢避免负重，进行行走练习。

（4）术后第3～5周，根据骨折愈合情况决定是否负重，患肢从部分负重行走慢慢过渡到完全负重行走。

（5）术后第6周，开始进行踝关节屈伸练习。

（6）术后第7～8周，尝试弃拐行走。

六、出院指导

1. 功能锻炼

鼓励患者坚持功能锻炼。骨折愈合后，可负重锻炼。拄拐杖行走期间，注意安全，防止跌倒。

2. 心理与营养

保持心情愉快，增加营养，以促进骨折愈合。

3. 定期复查

定期门诊摄片复查。

第八节　跟腱断裂

一、定义

跟腱是人体内最粗、最强大的肌腱，长约15 cm，位于小腿下段后方，连接小腿三头肌和跟骨，主要功能是负责踝关节的跖屈，对行走、跑步、跳跃等动作的完成起着重要作用。跟腱断裂是指各种原因导致的跟腱组织连续性中断（图2-5），好发于男性运动者，特别是经常从事体育锻炼的成年人，亦高发于偶尔进行体育活动且运动量较大的人。

　　根据受伤时间不同，跟腱断裂可分为急性跟腱断裂、亚急性跟腱断裂和慢性跟腱断裂。急性跟腱断裂指损伤在 2 周内的跟腱断裂；亚急性跟腱断裂指受伤 2～4 周内的跟腱断裂；而跟腱断裂后第 4～6 周如果没有得到治疗，就可以被称为慢性跟腱断裂或陈旧性跟腱断裂。根据断裂的程度，跟腱断裂可分为不完全跟腱断裂和完全跟腱断裂。根据断端是否与外界相通，跟腱断裂可分为开放性跟腱断裂和闭合性跟腱断裂。

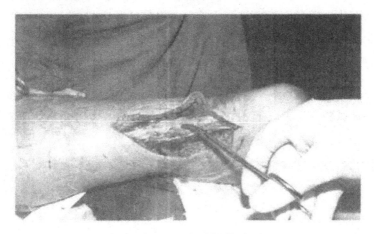

图 2-5　跟腱断裂

二、病因

1．暴力因素

　　除直接暴力导致的跟腱断裂外，间接暴力也可导致跟腱断裂。其机制是当踝关节处在过伸位时，小腿三头肌突然发力引起的。当踝关节在背伸 20°～30°发力跖屈时，跟骨结节到踝的轴心半径变大，跟腱处于极度紧张状态，此时若突然用力踏跳，本已紧张的跟腱需要承担超过自身重力几倍的力，从而导致跟腱发生断裂。

2．其他高危因素

　　其他高危因素包括：激素的使用，喹诺酮类抗生素的使用；痛风、甲状腺功能亢进、肾功能不全、动脉硬化；既往的跟腱损伤或病变；感染、系统性炎性疾病；高血压及肥胖等因素。

三、临床表现

直接外伤引起的开放性跟腱断裂，伤处皮肤裂开出血，伤口内可见跟腱组织，易诊断。部分患者因跟腱断裂回缩不易察觉，易漏诊，后多因提踵无力再次就诊。对于此情况，亦可于伤时进行捏小腿三头肌试验诊断。

间接外力导致的跟腱断裂发生于踝关节背伸位进行弹跳或蹬踏动作时。患者常诉足跟后方有棒击感，随即出现提踵无力，无法完成蹬地、跳跃等动作。表现为行走困难及推进无力并伴有跛行；跟腱处出现凹陷、空虚感；接下来的数小时或数天内，软组织逐渐肿胀；踝关节后方出现延至足跟的瘀斑；腓肠肌挤压试验（患者取俯卧位，双足置于床沿外，手捏患者小腿三头肌时，踝关节不动），显示戈登征阳性。

超声检查可探到跟腱损伤的部位、类型，显示跟腱纤维断裂或囊肿样变。

四、术前指导

1. 心理疏导
安慰患者，解除其焦虑情绪，使其积极配合治疗及护理。

2. 缓解疼痛
教会患者疼痛评价方法，正确评估疼痛，根据评估结果采取有效的止痛措施。

3. 皮肤准备
足部皮肤的清洁对术后感染的预防至关重要。由于足部皮肤粗糙，常可隐藏真菌和破伤风杆菌。对于急诊患者，术前用 30℃的 0.02%高锰酸钾溶液泡足 20 分钟；对于择期手术的患者，术前 3 天用 39～40℃的 0.02%高锰酸钾溶液泡足 20 分钟，每日 2 次。术前修剪趾甲，用肥皂水、清水洗净患足，再用碘伏消毒，75%乙醇溶液脱碘。

4．术前技能指导

教会患者正确使用双拐，预防术后跌倒或用力不当导致的伤口开裂及跟腱再断裂。石膏固定者按石膏固定护理常规进行指导。

五、术后指导

1．体位指导

患肢垫软枕抬高 15°～20°，以促进静脉回流。一般术后患肢行膝屈曲 30°、踝跖屈 30°位，过膝石膏固定。密切观察患肢末梢血液循环，若出现患肢青紫或苍白、疼痛加重或麻木等异常情况，应立即报告医师检查伤口，调整石膏固定的松紧度。在石膏未干前，嘱患者尽量不要活动膝关节，避免石膏断裂。

2．饮食指导

鼓励患者进食高热量、高蛋白质及富含维生素的饮食，以增强抵抗力。

3．功能锻炼

（1）手术当天，抬高患肢，麻醉清醒后即可开始足趾主动活动。

（2）术后第 1 天，进行直腿抬高和侧抬腿练习。

（3）术后第 3～4 周，将长腿石膏改为膝下短腿石膏继续固定，开始膝关节屈伸活动练习。

（4）术后第 5 周，间断去掉石膏，进行踝关节屈伸活动练习，练习完后继续石膏固定。

（5）术后第 6 周，去除石膏，继续以上练习，注意加强踝关节屈伸及其他各方向的活动练习。

（6）术后第 7 周，拄双拐垫高后跟行走，逐渐减低后跟的高度；术后第 2 个月，开始穿平跟鞋行走，并逐渐丢掉拐杖行走。

（7）术后第 3 个月，逐渐开始正常活动并可开始练习慢跑。

六、出院指导

保持踝关节处石膏牢固固定，固定时间不少于 6 周，保持石膏的清洁、干燥，恢复弹跳运动的时间不宜过早，半年内禁止剧烈运动，防止跟腱再次断裂。

按照康复计划坚持功能锻炼。扶拐行走时，应正确使用拐杖，注意安全，防止发生意外损伤。

定期门诊复查。

第三章　骨关节损伤

第一节　膝关节骨性关节炎

一、定义

膝关节骨性关节炎是膝关节面软骨发生原发性或继发性退变及结构紊乱，伴随软骨下骨质增生、软骨剥脱，从而使关节结构逐渐被破坏，形成畸形，最终发生膝关节功能障碍的一种退行性疾病。临床上以中老年人发病为最常见，女性多于男性。

二、病因

1. 原发性

原发性膝关节骨性关节炎指原因不明的发病，多见于体力劳动者，血压高者，妇女，50 岁以上、体形发胖者。潮湿、寒冷环境也是易发因素之一。

2. 继发性

继发性膝关节骨性关节炎指继发于某种原因的发病，常继发于关节畸形、关节损伤、关节炎症或其他伤病。

三、临床症状

临床症状有疼痛、肿胀、畸形和功能障碍，活动时有不同响声，如吱嘎、摩擦声，以及关节僵硬、关节不稳等。

四、术前指导

1．心理护理

患者因膝关节长期病变，对手术期望高，但又对手术不了解而缺乏信心，术前易有恐惧和焦虑等情绪。护士要根据患者的年龄、职业、文化程度来讲解人工全膝关节置换的有关知识，提高患者对手术的认识、增加信心，使患者能够积极主动地配合手术，以保证置入的关节达到预期的治疗效果。

2．评估病情

向患者及家属了解病情及病史，收集客观资料。掌握患者及家属对该疾病的认识，有目的地进行健康指导。

3．身体评估

评估患者的各项生命体征，询问患者的用药史、过敏史、既往史。为预防感染，可在术前 30 分钟给予有效抗生素。

4．术前指导使用助行器

结合患者的具体情况，将助行器的高度调节合适，并让患者在术前就开始练习使用，为术后下床做好准备。

5．指导使用床边坐便椅

指导患者使用床边坐便椅，为方便患者术后大小便做好准备。

6．皮肤准备

髋关节至踝关节的皮肤准备。术前一天告知患者洗澡，术野用 75 % 酒精消毒；手术当天清晨，再次对术野皮肤进行消毒。

五、术后康复指导

人工全膝关节置换术，适用于骨性关节炎晚期症状严重、关节僵硬的患者。手术精度高，安全性好，术后效果显著。下面介绍人工全膝关节置换术后的功能锻炼。

1．术后体位

术后患者取平卧位并将患肢抬高 30°～60°，应将抬高物置于患者小腿或踝部，严禁在膝关节下方垫枕，保持膝关节在伸直抬高位休息，目的是减轻关节的肿胀程度，防止膝关节屈曲挛缩。

2．功能锻炼

麻醉苏醒后即刻锻炼，对足踝进行上下及绕圈活动（图 3-1），每小时 10 次。

术后第 1 天，拔除引流管后，进行直腿抬高锻炼（图 3-2），足跟离床，空中停顿 5～10 秒，每日 2 组，每组 15 次。

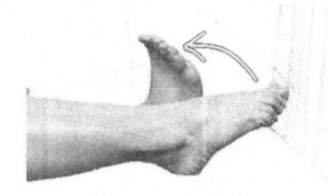

图 3-1　踝泵运动

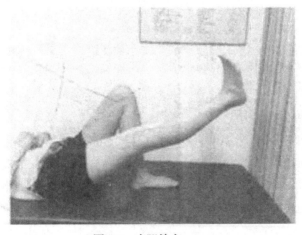

图 3-2　直腿抬高

术后第 2 天，进行腘绳肌等长收缩锻炼，患者可在床上坐起，两手撑床面使臀部于床面起落，每日 2 组，每组 15 次，每次 5～10 秒。患膝略弯曲，通过足跟紧压床面的方式来紧张大腿后群肌肉，即腘绳肌收缩。

术后第3～7天，伤口已无活动性出血，患者可利用双拐或者助行器下地站立，锻炼屈膝功能。第一次下床活动时，应在医护人员指导下进行。

屈膝功能锻炼方式如下。

立位屈膝：髋自然伸出，向后屈小腿（图3-3）；手握包住足位的毛巾，向上提拉，保持膝关节并拢（图3-4）。

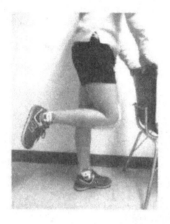 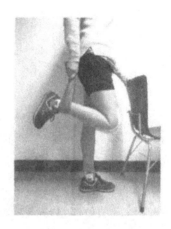

图3-3　立位屈膝1　　　　　　图3-4　立位屈膝2

坐位屈膝：将足跟滑移至座位下，增加患膝屈曲（图3-5）；交叉健侧于患肢踝上，屈健侧帮助患肢屈曲（图3-6）。

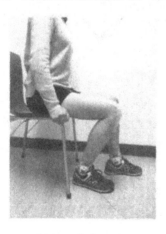 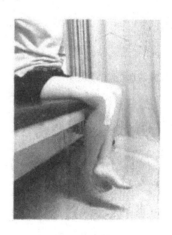

图3-5　坐位屈膝1　　　　　　图3-6　坐位屈膝2

他人托助膝关节屈曲：在他人帮助下向地面下压小腿至膝关节有酸胀感

（图 3-7）。

伸膝功能锻炼：坐在椅子上，保持膝关节伸直，然后抬离地面，保持数秒钟后放下，注意不要在空中逐渐伸膝（图 3-8）。

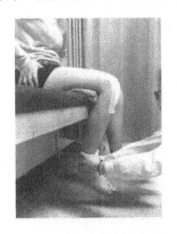 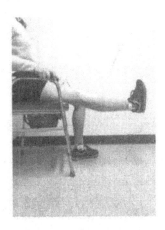

图 3-7　他人托助膝关节屈曲　　**图 3-8　伸膝功能锻炼**

持续伸直练习：如图 3-9 所示，取坐位，在髌骨上方 10 cm 处放置重量小于 2 kg 的重物包，增大膝部伸直角度。

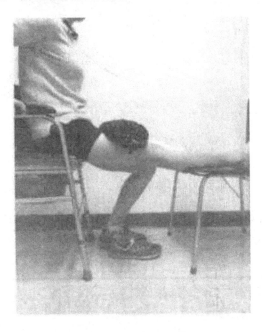

图 3-9　持续伸膝练习

他人帮助膝关节伸直：至膝关节有酸胀感。患者应告诉扶助者耐受范围，在耐受范围内练习。

术后一周，进行以下练习。

（1）腘绳肌肌腱力量练习：取坐位，将弹性绷带绕于患肢踝关节，向椅子方向牵拉患足，尽力屈曲，完成后缓慢伸直膝关节。

（2）四头肌肌力锻炼（图3-10）：站立后，屈膝练习站立位，向臀部方向屈曲患肢。

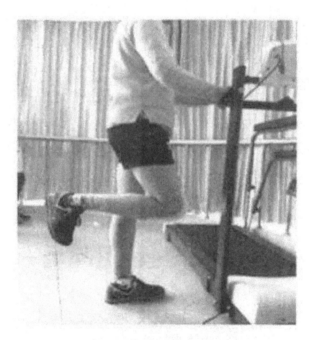

图3-10　四头肌肌力锻炼

（3）起坐锻炼：利用有扶手的椅子，并且针对患者具体情况，选择合适的高度，进行起坐锻炼。开始时可能需要扶手帮助，坐在椅子边缘，5秒钟后逐步站起，腰部逐渐下沉（图3-11），当大腿肌肉力量提高时，减少扶手的使用，直至不用扶手可以站起（图3-12）。

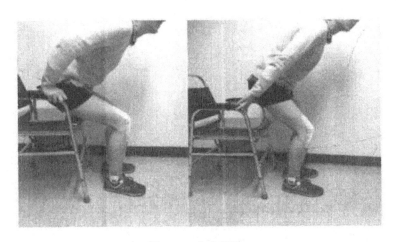

图 3-11　起坐锻炼 1

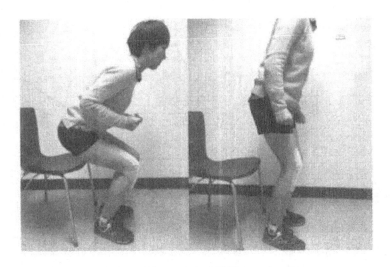

图 3-12　起坐锻炼 2

（4）上下楼梯：当患者膝关节活动度及力量足够时，可以练习"正常"的上下楼，即随意上下楼。上楼时，健肢先上，借用手杖和扶手，患肢跟着上同一级台阶；下楼时，手杖和患肢同时先下，健肢跟着下同一级台阶。

（5）四头肌肌力加强练习：侧方上楼，患肢站于台阶上，通过伸直膝关节上台阶（图 3-13）；夹球下蹲（图 3-14）。

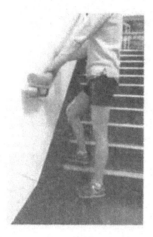 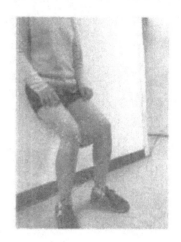

图 3-13　四头肌肌力加强练习 1　　图 3-14　四头肌肌力加强练习 2

六、出院指导

训练强度应以练习后的疼痛在 2 小时后消失为准，否则需降低训练强度。

适当的休息与运动。渐进性增加活动量，避免劳累，运动后要有适当的休息，让关节在正常的姿势下尽量放松，保持理想体重以减轻膝关节的负担。

日常活动应避免膝关节的过度负担，以减少膝关节磨损，如过重的东西应以推车来代替手提，上下楼梯多利用扶手，等等。

膝关节手术后，应尽量避免蹲马步、爬山、跑步、提重物、走远路等。

遵守医师给的活动限制，直至下次复诊。

手术后 6 个月，可以游泳、骑自行车，逐渐恢复到正常生活。

如果有下列情况，应立即复诊：伤口发炎，出现分泌物；疼痛加剧；膝关节受伤并造成走路困难。

术后正常每 1～2 年进行放射科检查一次，保留资料，以便复查时做对比使用。

出院后继续进行主动直腿抬高，伸膝、屈膝锻炼，抗阻力锻炼，增强肌力，增加关节活动范围，逐渐减少拐杖和助行器的使用，一般 2～3 个月后可独立行走。

第二节　关节脱位

一、定义

关节脱位是指由于直接或间接暴力作用于关节，或关节有病理性改变，使骨与骨之间相对关节面的正常关系遭到破坏，发生移位。外伤性脱位多发于青壮年。四肢大关节中以肩、肘关节脱位为最常见，髋关节次之，膝、腕关节脱位则少见。

二、临床表现

外伤性关节脱位只有在关节囊、韧带和肌腱等软组织撕裂或伴有骨折时发生，具有一般损伤的症状和脱位的特殊表现。

1. 一般症状

疼痛明显，活动患肢时加重；因出血、水肿，关节明显肿胀；关节脱位后结构失常，关节失去正常活动功能。

2. 特殊表现

（1）畸形：关节的正常骨性发生改变。关节脱位后肢体出现旋转、内收或外展，以及外观变长或缩短等畸形，与健侧不对称。①肩关节脱位时，肩关节呈"方肩"畸形，肩峰明显凸出，肩峰下空虚；②肘关节脱位时，肘窝部饱满，前臂变短，尺骨鹰嘴后凸，肘后三角关系失常；③髋关节脱位时，患髋屈曲内收、内旋畸形或外展、外旋畸形。

（2）弹性固定：关节脱位后，未撕裂的肌肉和韧带可将脱位的肢体保持在特殊的位置，被动活动时有一种抵抗和弹性的感觉。

（3）关节盂空虚：最初的关节盂空虚较易被触知，但肿胀严重时则难以触知。

3. X线检查

关节正侧位 X 线片可确定关节有无脱位、脱位的类型及有无合并骨折，防止漏诊和误诊。

三、治疗

1. 治疗原则

在麻醉下尽早手法复位，适当固定，以利于软组织修复；及时活动，以恢复关节功能。

2. 治疗步骤

（1）复位：以手法复位为主，时间越早，复位越容易成功；对手法复位失败、陈旧性脱位、合并关节内骨折，或合并血管、神经损伤者，应手术切开复位。复位常用的手法如下：对肩关节脱位，有手牵足蹬法和牵引回旋法；对肘关节脱位，可用牵引复位法；对髋关节脱位，有提拉法和旋转法。

（2）固定：关节复位后应将关节固定于稳定位置，等待损伤的关节囊、韧带、肌肉等组织修复、愈合。固定方法与骨折固定方法基本相同，可用石膏固定、小夹板固定、外固定支具固定或牵引法固定。

（3）功能锻炼：固定期间，应经常进行关节周围肌肉的舒缩活动和患肢其他关节的主动运动，以促进血液循环、消除肿胀，避免肌肉萎缩和关节僵硬。

四、术前指导

向患者宣教复位及固定的方法、作用和注意事项，取得患者家属的理解与配合。

做好术前准备工作。

注意患肢末梢血液循环状况，如患肢末梢出现苍白或发绀、冰凉、动脉搏动消失及麻木等情况，应及时通知医师。

五、术后指导

1．体位指导

（1）肩关节前脱位复位后，应将患肢保持在内收、内旋位，腋部放棉垫，再用三角巾、绷带或石膏固定于胸前；后脱位复位后，则固定于外展、外旋和后伸位。

（2）肘关节脱位复位后，用石膏或夹板将肘关节固定于屈曲90°的位置。

（3）髋关节脱位复位后，可用单侧髋"人"字形石膏固定或持续皮肤牵引患肢，保持患肢处于伸直、外展位。

2．复位后观察

随时观察患肢的感觉和运动，以判断患肢神经损伤和恢复的情况。注意观察患肢肿胀情况，及时调整夹板松紧度；注意石膏护理，避免石膏过紧影响血液循环及造成皮肤压伤。

3．复位后疼痛护理

分析疼痛原因，在排除因包扎固定过紧或骨端压迫血管神经引起的疼痛后，对疼痛轻者，采用转移注意力等方法缓解疼痛；对疼痛重者，可用镇痛剂，以减轻患者痛苦，促进患者休息。

六、功能锻炼

患者应尽早开始功能锻炼。固定期间，鼓励患者做固定关节周围肌肉舒缩运动和其他未固定关节的主动活动。解除固定后，逐渐开始活动曾固定的关节，以主动锻炼为主，配合被动活动，以不出现或不加重疼痛为度，避免加重损伤关节。功能锻炼的同时可配合热敷、理疗、中药熏洗等，以促进关节功能的恢复。

肩关节脱位的功能锻炼：为避免固定后出现肌肉萎缩和关节僵硬，在固定期间，患者应多做握拳练习，活动腕、手指关节，伸屈肘关节，进行肱二头肌、肱三头肌舒缩练习；固定解除后，开始肩关节屈伸活动，禁止肩部的外展、外旋活动。活动时，应以主动活动为主，可采用手指爬墙、手拉滑车、弯腰划圈、前后摆动等方式锻炼，配合推拿、按摩及药油外搽。

肘关节脱位的功能锻炼：固定期间，可做手指屈伸，以及腕和肩关节的活动；固定解除后，练习肘关节的屈伸及前臂旋转功能。活动范围及力度循序渐进，逐渐加大。

髋关节脱位的功能锻炼：复位 2 周后，将患肢伸直、外展至约 30°位，持续皮肤牵引固定或穿丁字鞋，不必石膏固定。麻醉消失后，即开始踝关节主动屈伸运动。4 周后，去除固定，可以拄双拐下地活动；3 个月内，患肢不要负重，减少股骨头缺血坏死发生的机会。

七、出院指导

注意适当休息，避免重体力劳动和剧烈运动。

当肢体感觉异常时，应立即就诊。

注意保持有效固定，在康复医师的指导下坚持功能锻炼。

加强劳动安全学习，在劳动工作时增强安全意识，避免或减少事故发生。

第三节　股骨颈骨折

一、定义

股骨颈骨折是指股骨头下至股骨颈基底部之间的骨折。

二、病因

老年人骨质疏松，骨强度下降，当发生意外时，如滑倒、由床上跌下或下肢突然扭转，甚至在无明显外伤的情况下都可以发生股骨颈骨折；而青壮年则往往由于严重损伤，如车祸或从高处跌落致伤。

三、临床表现

临床表现有伤病史，伤后诉髋部疼痛，不能站立和行走，下肢呈外旋畸形，轻度屈曲、短缩，较少出现肿胀、瘀斑。

四、术前指导

多数患者心理负担重，对预后缺乏信心，多有抑郁等不良情绪。请患者阅读相关的科普知识，参加病友联谊会，了解手术过程、配合注意事项及可能存在的风险和应对措施，以减轻或消除患者的恐惧心理。

做好适应训练。①床上大小便训练：入院开始养成在床上大小便的习惯，避免术后便秘及尿潴留。②呼吸功能训练：指导患者进行深呼吸及有效咳嗽排痰，避免术后肺部感染。③辅助用具训练：练习使用助行器或拐杖。

做好生理准备。①术前 8～12 小时禁食，4～6 小时禁饮，避免麻醉引起的呕吐而进一步导致误吸和窒息。②吸烟患者术前 2 周开始戒烟。③女性患者择期手术应避开月经期。④适量摄入高蛋白、高维生素、富含纤维素的食物，改善营养状况。⑤保证良好的睡眠，充分休息。

完善各项检查，积极控制基础疾病。①糖尿病患者术前空腹血糖应控制在 3.5～8.0 mmol/L；高血压患者术前应使用药物使血压保持在稳定水平（150/90 mmHg 以下）；积极治疗足癣及其他感染病灶，避免术后感染。②按医嘱停用水杨酸类药物、激素、抗凝药物等影响手术及麻醉效果的药物。

进行股四头肌等长收缩锻炼，健侧进行直腿抬高练习，可以避免卧床导致的肌肉萎缩，每次肌肉收缩需要保持 5 秒钟左右再放松，不要快频率地重复，容易累。每次练习到肌肉感到酸胀即休息，可以早、中、晚各进行 1 次，每次 3～5 组，每组 10～15 下。

五、术后指导

术后去枕平卧 6 小时，保持合适卧位，患肢外展30°中立位，可在两腿间放置垫枕，避免髋关节内收、外旋（图 3-15）。

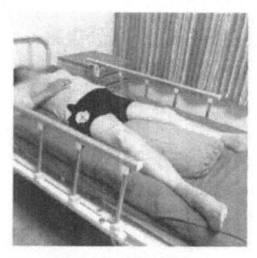

图 3-15　患肢外展 30°中立位

正确放置便盆。患者仰卧位，健肢屈膝，上肢屈肘着力于床面，进行抬臀动作，臀部抬离床面后放置便盆（注意：在放置便盆时，臀部应抬起足够高度并避免患肢的外旋及内收动作）。

在麻醉作用消失后，部分患者会感到疼痛，应指导患者及时、正确表达疼痛程度、性质、部位，必要时使用镇痛药物，保证患者良好睡眠。

指导患者根据个体差异选择食物，一般应选择清淡易消化饮食，适当增加高蛋白质、高维生素及富含粗纤维的食物，注意有无腹胀、恶心、呕吐等。

鼓励患者多进行深呼吸、咳嗽、咳痰，必要时配合雾化吸入等措施，预防肺部感染。

术后 6 小时即鼓励患者多饮水，保持尿道口清洁，保持个人卫生，预防尿路感染。

密切注意引流管或切口处有无大量血液引出，保持敷料干燥、清洁，观察患肢腹股沟及大腿外侧有无肿胀、波动感、皮肤发紧、瘀斑，切口有无红、肿、热、痛等，注意双下肢是否等长、肢体有无内旋或外旋、局部有无疼痛和异物突出感。若发现异常，及时联系医师进行处理。

六、功能锻炼

术后功能锻炼对关节功能的早期恢复至关重要，应因人而异、循序渐进。

术后麻醉苏醒后，即开始患肢股四头肌收缩锻炼，可屈伸足趾、踝部，进行踝泵运动（图 3-16）。

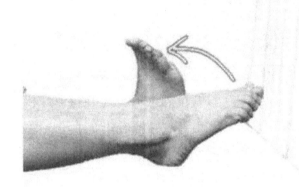

图 3-16　踝泵运动

术后第 1 天（拔除引流管后），可逐渐摇高床头，由 30°开始逐渐过渡到 90°，但不能超过 90°。术后取平卧位或健侧卧位（中间放置软枕），术后 3 个月左右可取患侧卧位。

功能锻炼：进行患肢贴床外展、外旋动作（图 3-17）；进行患肢贴床屈膝、屈髋活动，注意屈髋角度小于 90°（图 3-18）；进行直腿抬高锻炼，要求足跟离床，空中停顿 5～10 秒（图 3-19）。

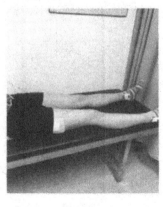
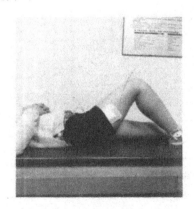

图 3-17　患肢贴床外展、外旋　　**图 3-18　患肢贴床屈膝、屈髋**

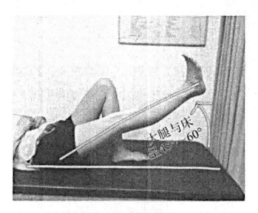

图 3-19 直腿抬高

术后第 2 天，可以开始进行股四头肌等长收缩锻炼（具体同术前）。早期进行锻炼，一方面，可以避免肌肉萎缩；另一方面，可以促进血液循环代谢，有利于胀痛的缓解和消失。

术后第 3 天，可以在医师的指导下坐床边进行练习。注意，在坐位时，避免髋关节屈曲超过 90°，并且患髋避免屈曲、内收、外旋的动作，以免导致脱位。

术后第 2～3 天，开始练习站立及行走（在助行器的帮助下）。

伸髋：伸直髋，关节向后仰展下肢（图 3-20）。髋外展：下肢伸直，向外展开下肢，保持 5 秒钟（图 3-21）。屈髋：屈髋角度小于 90°（图 3-22）。屈膝：髋自然伸直，向后屈小腿（图 3-23）。

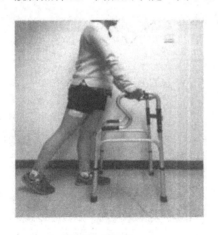
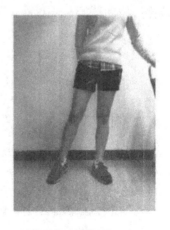

图 3-20 伸髋　　　　　　　　**图 3-21 髋外展**

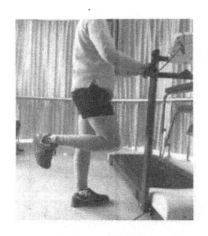
图 3-22　屈髋

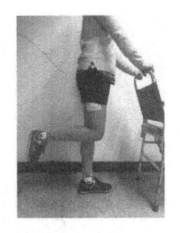
图 3-23　屈膝

指导下床站立：将助行器放在患侧腿旁，向床边移动身体（图 3-24）；将患侧腿移到床下，防止患侧髋外旋（图 3-25）；健侧腿顺势移到床下，身体转正辅助站立（图 3-26）。

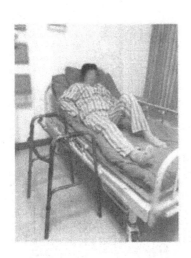
图 3-24　向床边移动身体

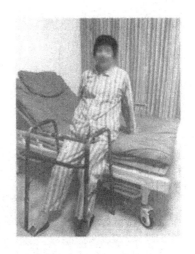
图 3-25　完成下床准备站立

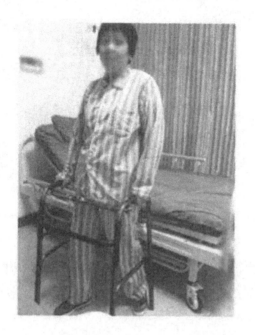

图 3-26 床边站立

坐下锻炼：做好准备，需要有靠背和扶手的椅子，加坐垫，看好位置双手扶稳，缓缓坐下（图 3-27）；屈髋不能超过 90°，要坐较高的椅子（图 3-28）。

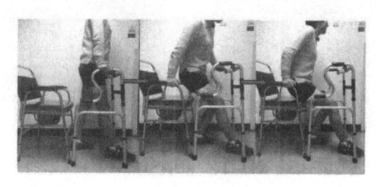

图 3-27 坐下锻炼

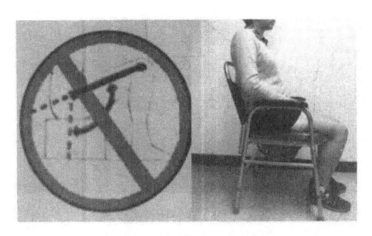

图 3-28　不正确坐姿及正确坐姿

起立锻炼：从椅子上站起，身体先挪到椅子边缘，患侧腿放在前面，健侧腿承受大部分体重（图 3-29）。

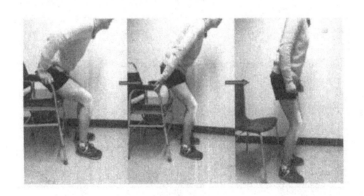

图 3-29　起立锻炼

助行器行走锻炼：助行器先放前一步距离，患侧脚先行，健侧脚跟上（图 3-30）。

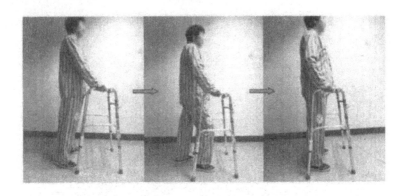

图 3-30　助行器行走锻炼

上楼梯：拐杖先上，健侧脚上，患侧脚跟上（图 3-31）。

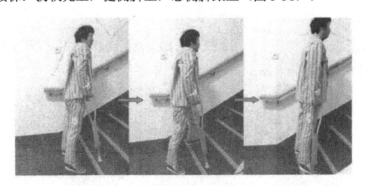

图 3-31　上楼梯

下楼梯：拐杖先下，患侧脚下，健侧脚下（图 3-32）。

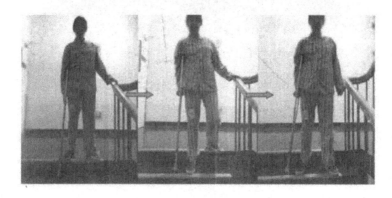

图 3-32　下楼梯

术后第 4 天，可以从床上站到地上，但不要急于行走，要先适应一下。因为刚站到地上容易出现头晕等现象，这是体位改变导致的头晕，适应一下就好，之后便可以开始慢慢行走。走路时，双手扶住助行器，每前进一步，助行器向前移动一下，一步一步地前进，避免身体后仰。步行练习时，旁边一定要有人陪护，避免摔倒等事件发生。

七、出院指导

不弯腰穿鞋；不蹲位上厕所；不跷二郎腿；不健侧卧位压旋患肢；不坐床头取床尾物；不坐矮凳；上下楼梯时，健腿先上，患腿先下；单拐步行应放在健侧。

预防感染，如有牙痛、手足股癣、上呼吸道感染，应及时就诊，服用抗生素，防止细菌经血运传播。

在乘飞机安全检查时，出示医疗证明。

控制体重，减少人工关节磨损，避免跌倒。

应减少登山、打太极拳、上下楼梯、打乒乓球、摔跤等运动；推荐散步、游泳、打保龄球、骑固定自行车等运动。

加高床、椅、坐厕的高度，避免髋关节屈曲超过 90°。

座椅两边加扶手。

穿松紧鞋、宽松裤。

第四节　肩袖损伤

一、定义

肩袖又称肌腱袖，由冈上肌、冈下肌、小圆肌和肩胛下肌等肌腱组成，参与肩关节外展、外旋、上举等活动。大部分损伤发生在冈上肌肌腱部位，好发于中青年运动员、运动爱好者、体力劳动者及老年患者。

二、病因

1. 肩部急性损伤

肩部急性损伤是年轻人肩袖损伤的主要原因，多在跌倒或交通事故时发生，导致肩外展着地；或手持重物时，肩关节突然外展上举或扭伤引起。

2. 肩袖慢性撞击

反复的过头顶运动，比如投掷、游泳、举重等运动也容易导致肩袖损伤。

3. 肩部退行性变

中老年患者因肩袖组织长期遭受肩峰下骨赘、增生的喙肩弓及增生的肱骨大结节撞击、磨损，而发生缺血退变。

三、临床表现

急性损伤临床表现为肩部剧烈疼痛，功能障碍，肩上举乏力，有时出现弹响、畸形或血肿，瘀斑一般不明显。慢性损伤多表现为逐渐加重的肩部疼痛及功能障碍，病程久时可伴有肩关节粘连。如果损伤较重、肩袖完全撕裂，或经保守治疗 3～6 个月效果不好，则需考虑手术治疗。

1. 肩关节镜

肩关节镜是目前微创关节外科手术的主要治疗工具之一。手术时，通过 5 mL 的皮肤切口进入肩关节，通过光学镜头将肩关节内的组织结构投射到高清显示器上，不仅可以更加明确地诊断肩关节内的病变，而且可以有针对性地治疗。

2. 肩关节镜的优势

肩关节镜的优势：①切口小，软组织损伤小，皮肤瘢痕极小；②微创手术，手术安全性高，同一关节可行多次手术；③关节镜下视野清晰，可同时治疗多种疾病。这是肩峰撞击综合征、关节盂唇撕裂、肩袖疾病、肩关节不稳的最佳治疗方法。

四、术前指导

心理指导。鼓励与安慰患者，向其讲解相关的手术知识，并介绍手术成功的案例，以提高患者对手术的信心。

皮肤准备。在手术前必须做好各项皮肤准备，尤其是患侧肩关节皮肤部位，术前需剃除腋毛，同时注意修剪指甲。

注意营养的补充，提高患者的免疫功能，增强手术耐受力，同时注意防寒保暖，避免感冒。

根据患者的个体情况选择合适的肩关节外固定支具，指导患者正确佩戴。

五、术后指导

1. 体位指导

正确的患肢体位摆放，对防止修复后肩袖再次撕裂具有重要意义。患肢术后需要固定于外展位至少 4 周。外展位可使修补的肩袖组织及肩关节囊处于最小张力状态，有利于组织愈合。佩戴固定式肩关节外固定支具，同时选择上肢抬高垫横放于患侧腋下，确保患者肩关节可以外展 30°～60°，前屈 30°左右。

2. 术后疼痛处理

给患者讲解疼痛评估的知识，术后应用止痛泵以减轻患者疼痛，如患者出现恶心、呕吐等症状，应告知医师，停止应用。患者也可通过改变体位、深呼吸、听音乐等方法，分散注意力，减轻疼痛。

3. 术后并发症的应对

术后并发症及其应对包括以下几个方面。①肩部肿胀：肩关节肿胀是最常见的并发症，可以采取冰袋冷敷，指导患者肌肉收缩和手肘关节活动，促进静脉和淋巴回流，帮助肢体抬高以减轻水肿。②伤口感染、关节内血肿：肩关节镜手术感染率极低，但术后仍需对患者伤口进行严密的观察，判断伤口是否存在红肿或积液现象，必要时应用相关的抗生素以达到预防感染的目的，降低伤口感染的发生率。术后注意加压包扎，做好冷敷处理，加强止血，减少或防止关节内血肿的产生。

4. 饮食指导

术后需加强饮食控制，尽可能选择高纤维、钙质丰富、易消化的食品，禁止暴饮暴食，多食用鸡蛋、牛奶、水果等营养丰富的食物，少食用刺激性强、难消化的食物。

六、功能锻炼

肩袖修补术后，并不意味着肩关节功能就能恢复，肩关节功能的恢复以修复组织的可靠愈合为基础，取决于严格的康复训练。

第一阶段（术后第 1～6 周）为保护期。手术当天麻醉消退后，开始活动手指、腕关节、肘关节。活动肘关节时，用健康手扶持患肢上臂以制动患肩，行肘部屈伸。患肩需严格使用肩关节外固定支具制动，禁止行肩关节主动外展活动。在康复医师指导下做被动活动，可活动至前屈 120°～150°，手臂在体侧时做外旋 40°、外展 60° 锻炼，每次 20～30 下，每天 2～3 次，直至术后 6 周。

第二阶段（术后第 7～12 周）为早期功能锻炼和肌力增强期。在康复医师指导下，进行被动运动和非抗阻力下的主动助力活动训练，同时进行姿势训练。训练过程要循序渐进，以患者的主观感受为依据完成肩关节活动前屈 140°～160°、外旋 40°～60° 及外展 60°～90° 锻炼。

屈肘展肩训练：以上臂为转动轴，前臂沿水平位尽量内收和外展。一收一展为 1 下，每次 12～30 下，每天 3 次。

内收探肩：患肢屈肘，用健肢扶托患肢，使患肢内收，患侧手尽量探摸健侧肩膀，并逐渐向后擦拭健侧肩膀胛部，还原复位，重复上述动作，每次 12～30 下，每天 3 次。

外展指路：患肢抬起向前伸直呈水平位，外展 90° 后复原，每次 12～30 下，每天 3 次。

爬墙练习：面向墙壁站立，患侧手扶墙面，手指向上攀爬，循序渐进。每次 10～20 下，上下往返攀爬，每天 3 次。

第三阶段（术后第 13 周及以后）为后期肌力强化期。在前面训练的基础上，增加肩关节主动活动范围、肌力训练、强化康复和技巧训练，并注重肩关节的灵活性和协调性训练。

弹力带锻炼：在手上系 1 根松紧弹力带，利用其松紧弹力作用进行内外旋锻炼，以增加肩关节内外旋锻炼范围（图3-33）。

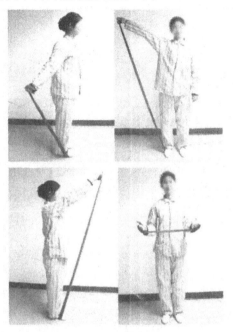

图 3-33　弹力带锻炼

划船动作或游泳动作练习：通过此动作可以把内收、外展、内旋、外旋、前屈、后伸及上举等多方向动作联合起来锻炼肩关节。每天 3 次，每次 20 分钟。

哑铃锻炼：患肢用 2～3 kg 的哑铃进行肩关节外展、上举练习，可以随着音乐的节奏进行锻炼，8 个节拍为 1 组，每天 1 次或 2 次。

七、出院指导

肩关节功能的全面康复需要 6～12 个月的时间，因此，出院后的康复锻炼显得尤为重要。需主动与医师沟通，并制订行之有效的康复计划，并且家属要参与监督。

补充维生素有益于肌腱炎愈合，日常注意肩关节的保暖。

运动前应先做好充分的准备活动，尤其是运动员。不要进行引起关节扭伤的动作。

定期复查、随访。

第五节　交叉韧带损伤

一、定义

膝关节受到外力作用（比如摔倒、车祸或撞伤等）导致膝关节前后交叉韧带连续性中断，称为交叉韧带损伤；表现为膝关节疼痛、无力，关节迅速肿胀，活动受限。

二、病因

引起前交叉韧带损伤的因素多种多样，外伤、剧烈运动、强烈撞击等均可以造成前交叉韧带损伤。其损伤机制有膝内翻或外翻扭伤、膝关节过伸损伤、膝关节屈曲位90°左右支撑伤。前交叉韧带断裂，失去了正常的张力，破坏了正常的血运，第2周左右开始出现变性，第3~6个月完全自溶，并自行吸收。

后交叉韧带损伤机制分为 4 种：胫前伤、过屈伤、过伸伤、严重外翻及旋转伤（联合伤）。韧带损伤部位与暴力性质、速度相关。最常见的损伤机制是膝关节屈曲时，小腿前方的直接撞击，如在交通事故中乘车人员屈膝撞到座椅或仪表盘上，或者运动时屈膝跌倒胫骨先着地等，使后交叉韧带受到过强应力撕裂而造成损伤。

三、临床表现

临床表现为膝关节反复肿胀，时轻时重，疼痛剧烈，膝部酸痛，揉按后有缓解，肌肉萎缩，膝软无力，皮下瘀斑，膝关节松弛，屈伸活动阻碍。前后交叉韧带损伤多由过伸暴力所致，外伤时患者可感觉膝关节内有撕裂声，随即膝关节出现疼痛、无力，关节迅速肿胀，活动受限制。绝大部分膝关节血肿的患者存在前交叉韧带损伤的情况。后交叉韧带损伤常可发现胫前挫伤、瘀斑及划伤，腘窝部可有肿胀及压痛，可出现步态异常及活动受限，还表现为活动时膝关节不稳，俗称"打软腿"。

四、手术治疗

目前，膝关节交叉韧带损伤主要依靠关节镜下交叉韧带重建手术的微创治疗。膝关节交叉韧带损伤重建移植物，首选自体半腱股薄肌腱或者髌腱中的 1/3，其次选用异体胫前肌腱或者髌腱，供体有障碍者可考虑人工韧带。

五、术前指导

术前护理人员应指导患者练习床上大小便，避免患者术后出现不适应而造成便秘、尿潴留等情况。

六、术后指导

将患肢抬高 15°～30°，24 小时内用冰袋对手术部位进行冰敷；之后，每天冰敷 6～8 次，每次 10～15 分钟。膝关节的支具应该保持伸直位固定，采用冰敷减轻炎症或水肿，进而减少关节腔内的积液、切口渗液或渗血，同时应注意防止冻伤。此外，当疼痛较严重时，可按医嘱给予止痛药物，以达到止痛的效果。

七、功能锻炼

术后各阶段康复训练计划见表 3-1～表 3-6。

表 3-1　术后第 1～2 周康复训练计划

训练项目	训练方案	训练时间（分钟）	每日训练（次数）
支具制动及负重	在休息时必须锁定于完全伸直位（图 3-34）	—	—
	在支具完全伸直位保护下，撑双拐，可根据耐受情况，行部分直至完全负重		
肌力训练	股四头肌等长收缩（图 3-35）	15	2
	腘绳肌等长收缩（图 3-36）	15	2
	髋内收肌等长收缩（图 3-37）	15	2
活动度训练	髌骨松动（图 3-38）	15	2

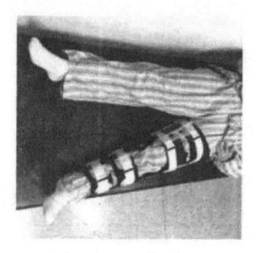

图 3-34　完全伸直

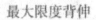

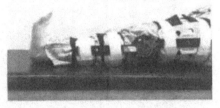

图 3-35　股四头肌等长收缩

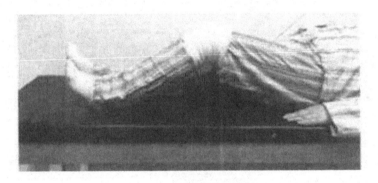

图 3-36　腘绳肌等长收缩

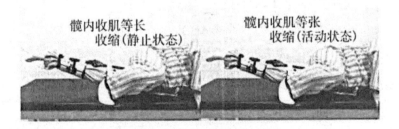

图 3-37　髋内收肌等长收缩

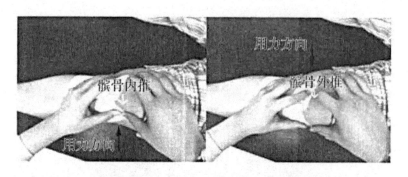

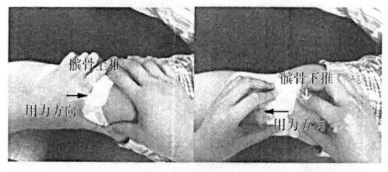

图 3-38　髌骨松动

表 3-2　术后第 3～4 周康复训练计划

训练项目	训练方案	训练时间（分钟）	每日训练（次数）
支具制动及负重	在休息时必须锁定于完全伸直位	—	—
	在支具完全伸直位保护下，撑双拐，可根据耐受情况，行部分直至完全负重		
肌力训练	直腿抬高（图 3-39）	15	2
	腘绳肌抗阻收缩（图 3-40）	15	2
	提脚后跟训练（图 3-41）	15	2
活动度训练	全范围活动（每日增加屈膝活动度 15°，屈膝活动度达到 120°及以上）（图 3-42）	30	2
本体感受器训练	用固定自行车	15	2

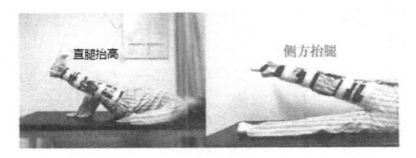

图 3-39　直腿抬高

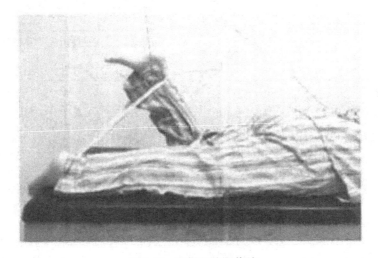

图 3-40　腘绳肌抗阻收缩

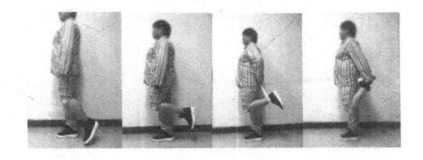

图 3-41　提脚后跟训练

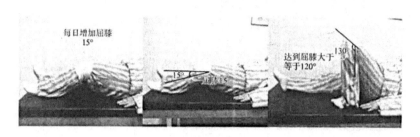

图 3-42　膝关节活动度训练

表 3-3　术后第 5～8 周康复训练计划

训练项目	训练方案	训练时间（分钟）	每日训练（次数）
支具制动及负重	在休息时必须锁定于屈膝 10°位	—	—
	屈膝 10°位，在支具的保护下，行完全负重		
肌力训练	戴支具直腿抬高（图 3-39）	15	2
	0°～45°半蹲训练（图 3-43）	30	2
活动度训练	被动活动（10°～90°）	15	2
本体感受器训练	用固定自行车	15	2
	用平衡板或软垫（单腿，支具限制活动范围于 10°～45°）	15	2

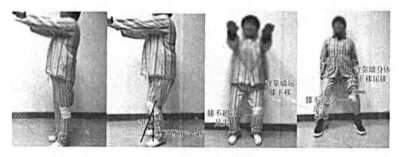

图 3-43　0°～45°半蹲训练

表 3-4 术后第 9～12 周康复训练计划

训练项目	训练方案	训练时间 （分钟）	每日训练 （次数）
支具制动及负重	去除支具，但是行走时避免膝关节过伸	—	—
肌力训练	0°～45°半蹲训练（图 3-43）	15	2
本体感受器训练	用固定自行车	15	2
	用平衡板（单腿，支具限制活动范围于 10°～45°）或软垫上慢跑	15	2
活动度训练	全范围被动活动（0°～150°）	30	2
肌肉灵活性训练	侧向踏台阶（图 3-44）	15	2

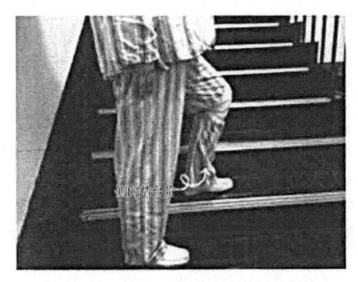

图 3-44 侧向踏台阶

表3-5 术后第13周～第6个月康复训练计划

训练项目	训练方案	训练时间（分钟）	每日训练（次数）
肌力训练	0°～45°半蹲训练（图3-43）	15	2
本体感受器训练	用平衡板或软垫	15	2
灵活性训练	向前匀速慢跑	30	2

表3-6 术后第7～12个月康复训练计划

训练项目	训练方案	训练时间（分钟）	每日训练（次数）
本体感受器训练	平衡板	15	2
灵活性训练	侧向跑	15	2
	后退跑	15	2
	前向变速跑	15	2

请患者务必于术后6周、3个月、6个月、1年、2年、5年进行复查，以利于及时调整康复和治疗方案，保证膝关节功能最大限度地恢复。

八、出院指导

患者出院时，护理人员应嘱咐患者严格按照康复计划训练，但要注意锻炼和运动应适度，避免过度负重引起损伤。

患者在坐位期间应选择较高的沙发、凳子和椅子，避免膝关节屈曲过度而使压力增大，妨碍关节功能的恢复。

患者在康复过程中，若出现任何情况，要及时与医师沟通。

为防止膝关节肿胀，患者术后第6周内应避免热敷；第6周后，在活动前可以热敷。

参考文献

[1]陆以佳. 外科护理学[M]. 2版. 北京：人民卫生出版社，1999.

[2]张小爽，巨宝兰，刘亭如. 骨科急诊石膏固定患者护理需求及护理干预效果研究[J]. 中国医药导报，2012，9（03）：140-141+143.

[3]杜克，王守志. 骨科护理学[M]. 北京：人民卫生出版社，1995.

[4]秦玉荣，牛杰. 对行皮牵引术离院患者家属行家庭健康指导的做法与效果[J]. 中外医疗，2009，28（07）：157.

[5]任蔚虹，王惠琴. 临床骨科护理学[M]. 北京：中国医药科技出版社，2007.

[6]娄湘红，杨小霞. 实用骨科护理学[M]. 北京：科学出版社，2006.

[7]吴艳娟. 肱骨干骨折复位后的康复护理[J]. 中国医药指南，2013，11（11）：750-751.

[8]王静. 康复训练护理对尺桡骨双骨折患者临床效果及功能恢复影响[J]. 实用临床医药杂志，2016，20（12）：92-94+104.

[9]白羽，李秀妍. 简析尺桡骨骨折患者的护理[J]. 世界最新医学信息文摘，2015，15（54）：184.

[10]王丽霞. 桡骨远端骨折的护理体会[J]. 世界最新医学信息文摘（电子版），2014（03）：179+181.

[11]颜丽. 94例桡骨远端骨折治疗的护理[J]. 中国医药指南，2013，11（16）：357-358.

[12]闫艳. 手部开放性损伤患者的护理[J]. 中国实用医药，2016，11（16）：270-271.

[13]马志伟，戎瑞芳. 手热压伤患者的围手术期护理体会[J]. 河北医药，2010，32（02）：254-255.

[14]李乐之，路潜. 外科护理学[M]. 5 版. 北京：人民卫生出版社，2012.

[15]温建民. 中西医结合微创技术治疗踇外翻[M]. 北京：人民卫生出版社，2010.

[16]王爱根，林艳芳. 游离皮瓣移植术的术后护理 356 例[J]. 实用护理杂志，2003，19（18）：33.

[17]丁淑贞，丁全峰. 骨科临床护理[M]. 北京：中国协和医科大学出版社，2016.

[18]袁美宁，李丽霞，刘彩虹. 运动疗法对膝关节置换术后关节功能恢复的效果[J]. 护理实践与研究，2016，13（12）：62-63.

[19]吕燕碧. 肩关节脱位并肱骨外科颈骨折患者的护理[J]. 中国医药导报，2010，7（19）：138+141.

[20]吕厚山. 人工关节的新进展[J]. 中华骨科杂志，2000（04）：58-60.

[21]丁玉华. 关节镜下肩袖损伤修补术 13 例康复护理[J]. 齐鲁护理杂志，2015，21（16）：98-100.

[22]陈菊秀. 关节镜治疗膝关节前交叉韧带损伤的护理及康复[J]. 中国医师杂志，2014（Z2）：203-204.